Schreiben üben
Nach Schlaganfall

schlaganfall buch

Aphabet

Zahlen

Linien

Formen

Wörter

Und Mehr

Schreiben neu lernen
Schreiben trainieren

Dieses Buch gehört:

Buchstaben Nachzeichnen

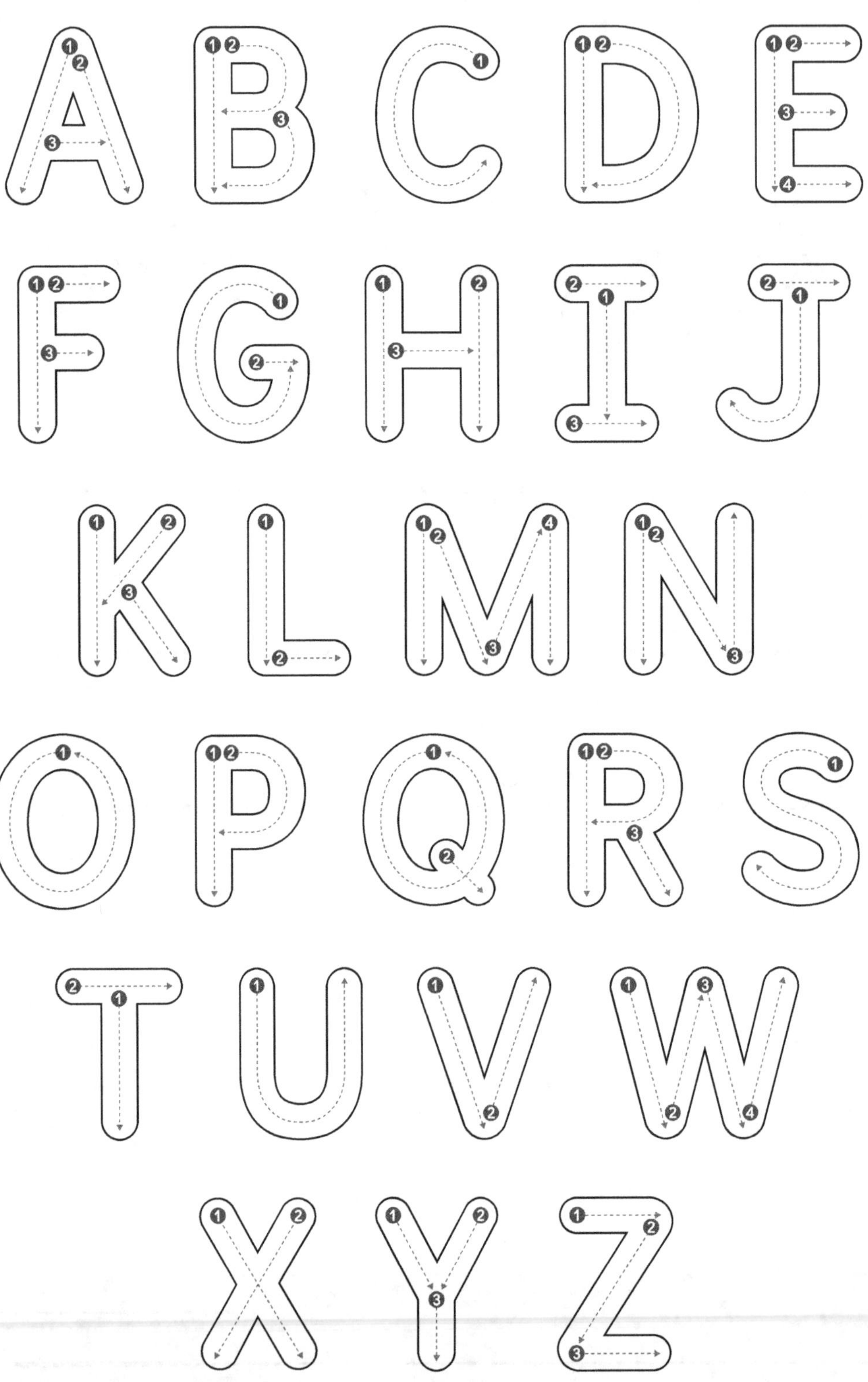

Wie man den Buchstaben A & a nachzeichnet

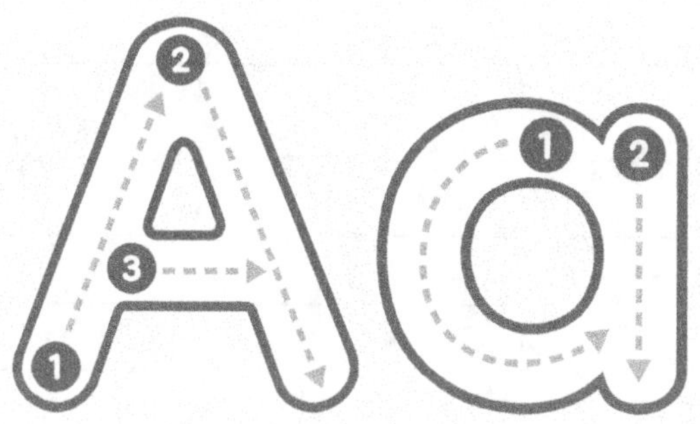

Zeichnen Sie die Großbuchstaben nach.

Zeichnen Sie die Kleinbuchstaben nach.

Zeichnen Sie die Großbuchstaben & Kleinbuchstaben nach.

Schreibe die Großbuchstaben.

A

Schreibe die Kleinbuchstaben.

a

Schreibe die Großbuchstaben & Kleinbuchstaben.

Aa

Name: ________________________ datum: ________________________

Wie man den Buchstaben B & b nachzeichnet

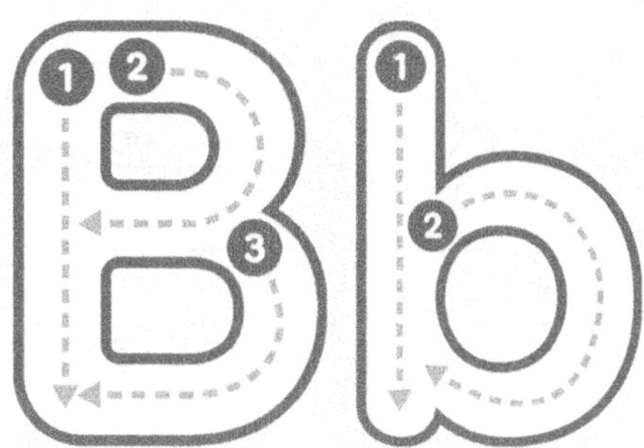

Zeichnen Sie die Großbuchstaben nach.

Schreibe die Kleinbuchstaben.

Schreibe die Großbuchstaben & Kleinbuchstaben.

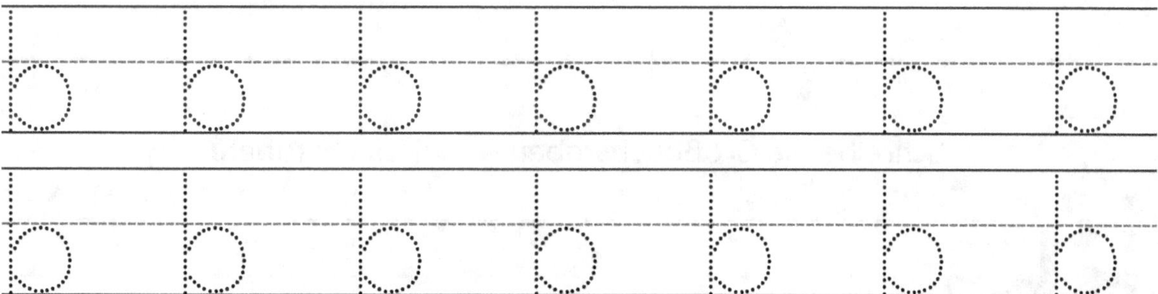

Schreibe die Großbuchstaben.

B

Schreibe die Kleinbuchstaben.

b

Schreibe die Großbuchstaben & Kleinbuchstaben.

Bb

Name: **datum:**

Wie man den Buchstaben C & c nachzeichnet

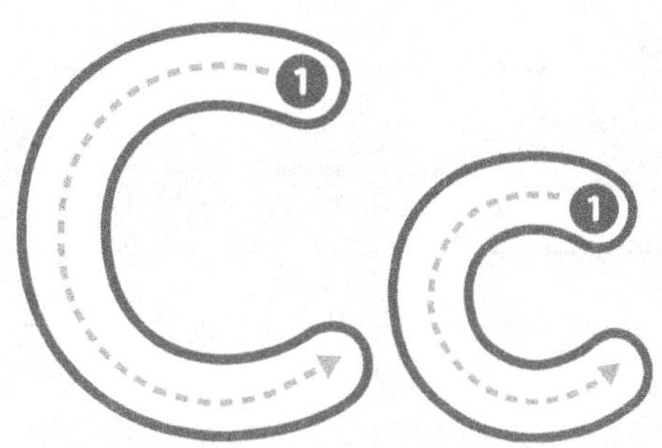

Zeichnen Sie die Großbuchstaben nach.

C C C C C C C

C C C C C C C

Schreibe die Kleinbuchstaben.

c c c c c c c

c c c c c c c

Schreibe die Großbuchstaben & Kleinbuchstaben.

Cc Cc Cc Cc Cc

Cc Cc Cc Cc Cc

Schreibe die Großbuchstaben.

C

Schreibe die Kleinbuchstaben.

c

Schreibe die Großbuchstaben & Kleinbuchstaben.

Cc

Wie man den Buchstaben D & d nachzeichnet

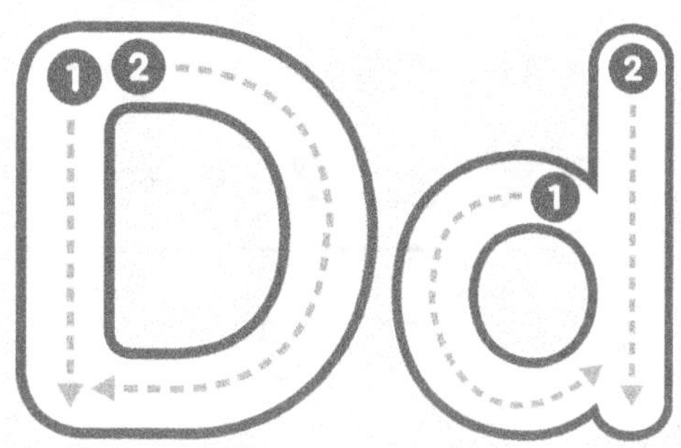

Zeichnen Sie die Großbuchstaben nach.

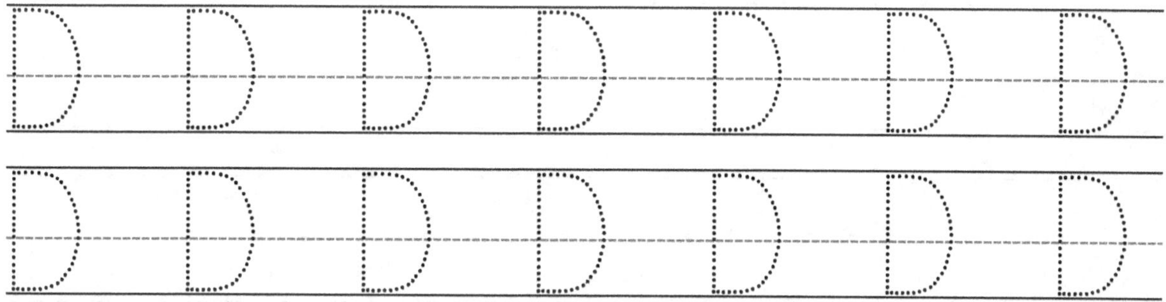

Schreibe die Kleinbuchstaben.

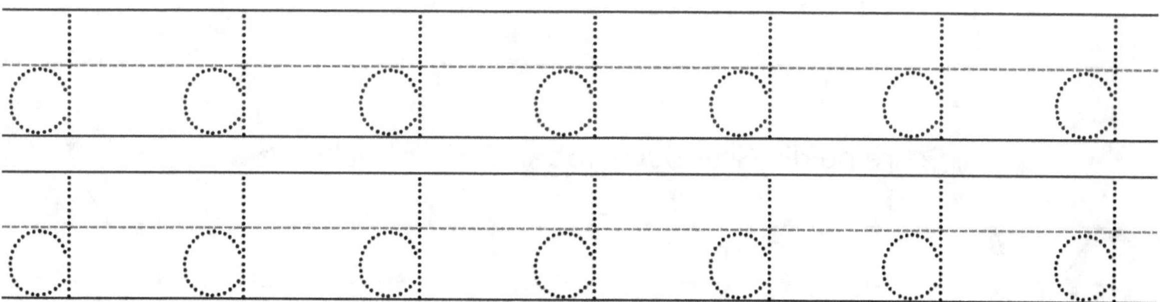

Schreibe die Großbuchstaben & Kleinbuchstaben.

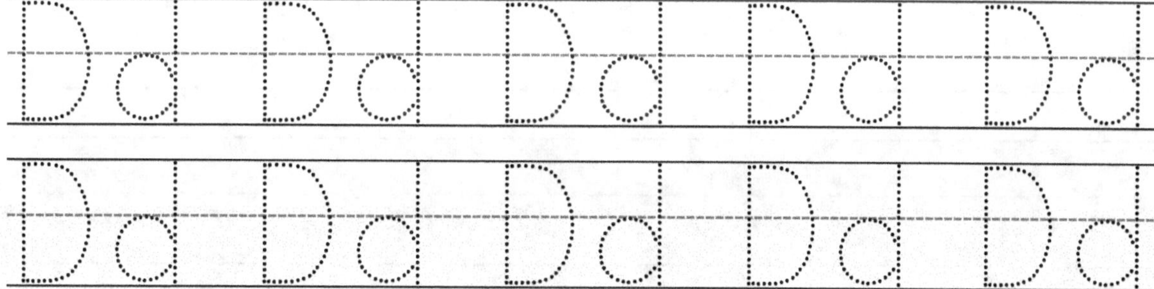

Schreibe die Großbuchstaben.

D

Schreibe die Kleinbuchstaben.

d

Schreibe die Großbuchstaben & Kleinbuchstaben.

Dd

Wie man den Buchstaben E & e nachzeichnet

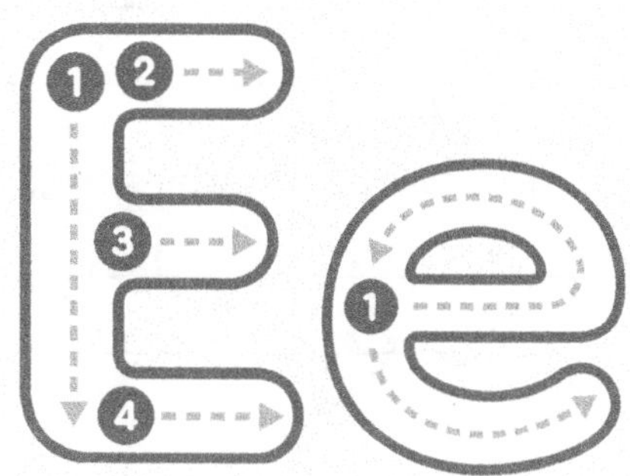

Zeichnen Sie die Großbuchstaben nach.

E E E E E E E E E E E E E E

Schreibe die Kleinbuchstaben.

e e e e e e e
e e e e e e e

Schreibe die Großbuchstaben & Kleinbuchstaben.

Ee Ee Ee Ee Ee
Ee Ee Ee Ee Ee

Schreibe die Großbuchstaben.

E

Schreibe die Kleinbuchstaben.

e

Schreibe die Großbuchstaben & Kleinbuchstaben.

Ee

Wie man den Buchstaben F & f nachzeichnet

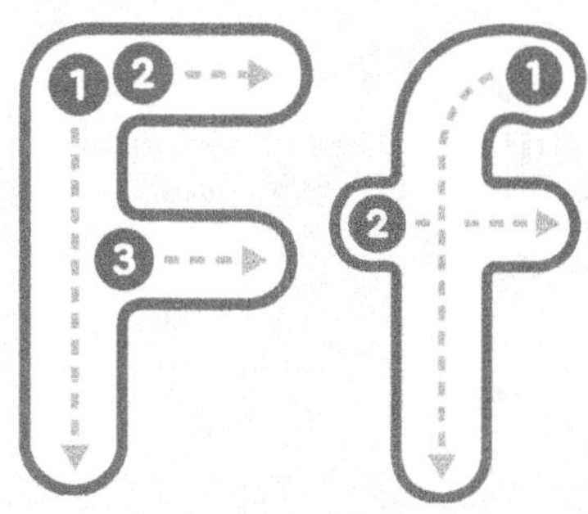

Zeichnen Sie die Großbuchstaben nach.

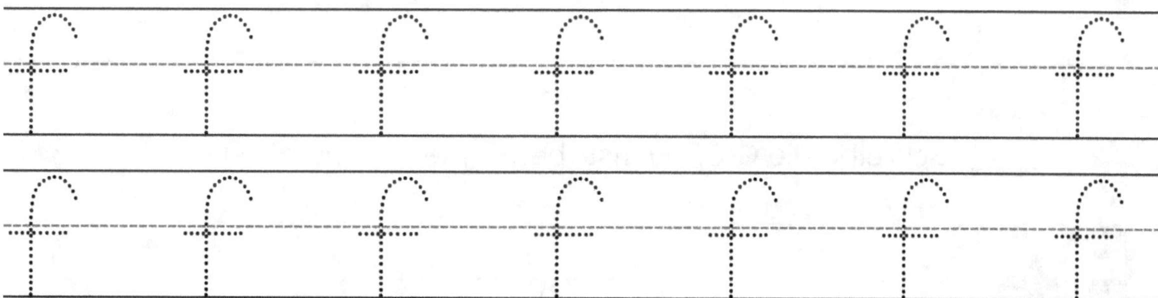

Schreibe die Kleinbuchstaben.

Schreibe die Großbuchstaben & Kleinbuchstaben.

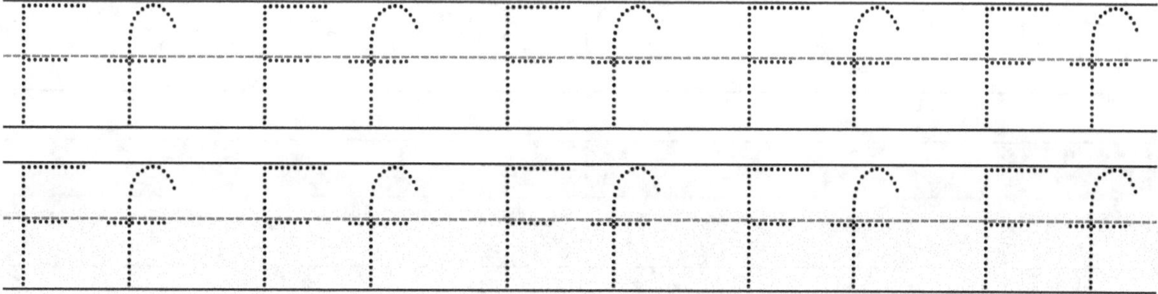

Schreibe die Großbuchstaben.

F

Schreibe die Kleinbuchstaben.

f

Schreibe die Großbuchstaben & Kleinbuchstaben.

Ff

Wie man den Buchstaben G & g nachzeichnet

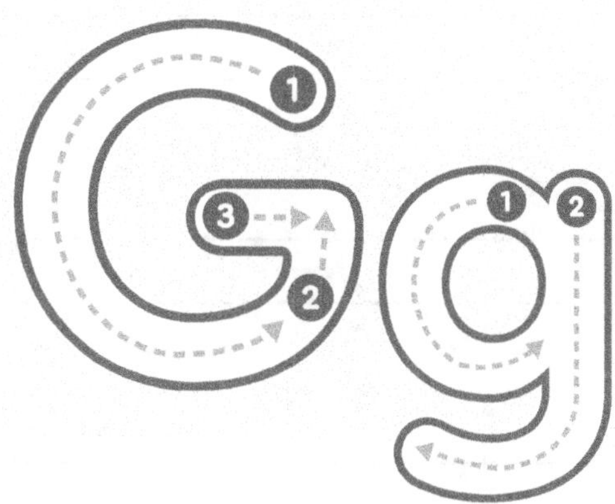

Zeichnen Sie die Großbuchstaben nach.

G G G G G G G

G G G G G G G

Schreibe die Kleinbuchstaben.

g g g g g g g

g g g g g g g

Schreibe die Großbuchstaben & Kleinbuchstaben.

Gg Gg Gg Gg Gg Gg

Gg Gg Gg Gg Gg Gg

Schreibe die Großbuchstaben.

G

Schreibe die Kleinbuchstaben.

g

Schreibe die Großbuchstaben & Kleinbuchstaben.

Gg

Wie man den Buchstaben H & h nachzeichnet

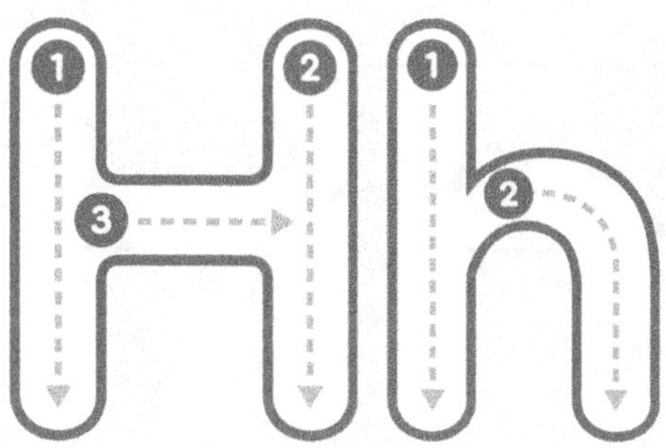

Zeichnen Sie die Großbuchstaben nach.

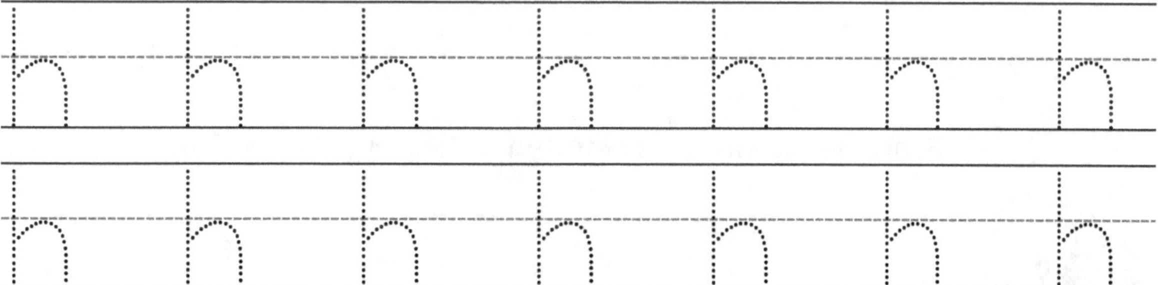

Schreibe die Kleinbuchstaben.

Schreibe die Großbuchstaben & Kleinbuchstaben.

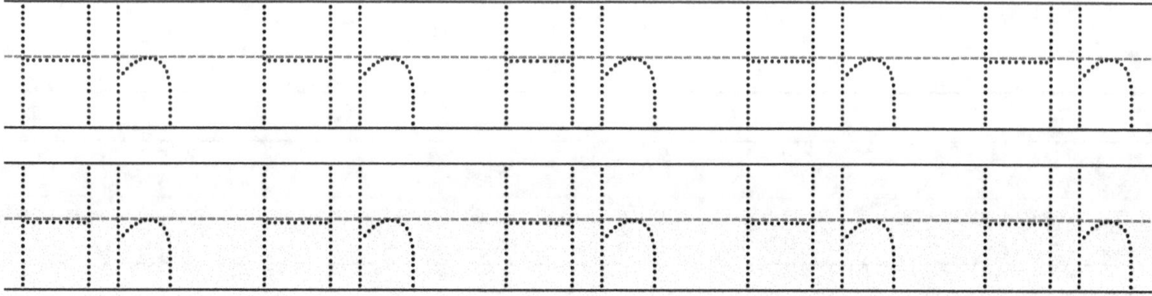

Schreibe die Großbuchstaben.

H

Schreibe die Kleinbuchstaben.

h

Schreibe die Großbuchstaben & Kleinbuchstaben.

Hh

Name: ___________________   datum: ___________________

Wie man den Buchstaben I & i nachzeichnet

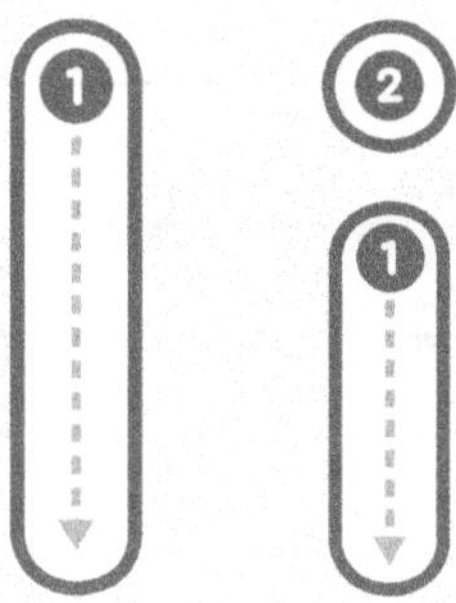

Zeichnen Sie die Großbuchstaben nach.

Schreibe die Kleinbuchstaben.

Schreibe die Großbuchstaben & Kleinbuchstaben.

Schreibe die Großbuchstaben.

I

Schreibe die Kleinbuchstaben.

i

Schreibe die Großbuchstaben & Kleinbuchstaben.

Ii

Wie man den Buchstaben J & j nachzeichnet

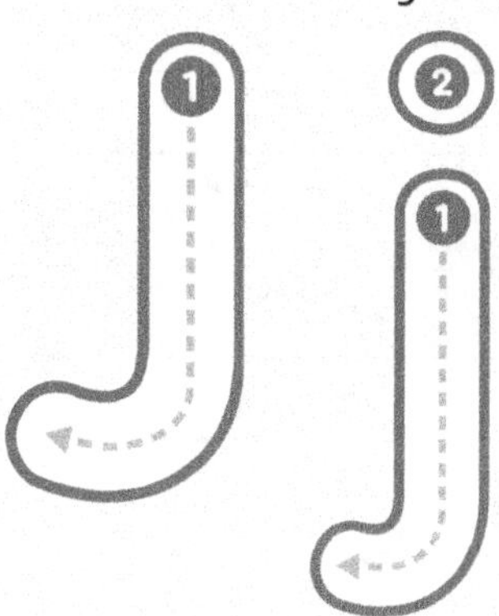

Zeichnen Sie die Großbuchstaben nach.

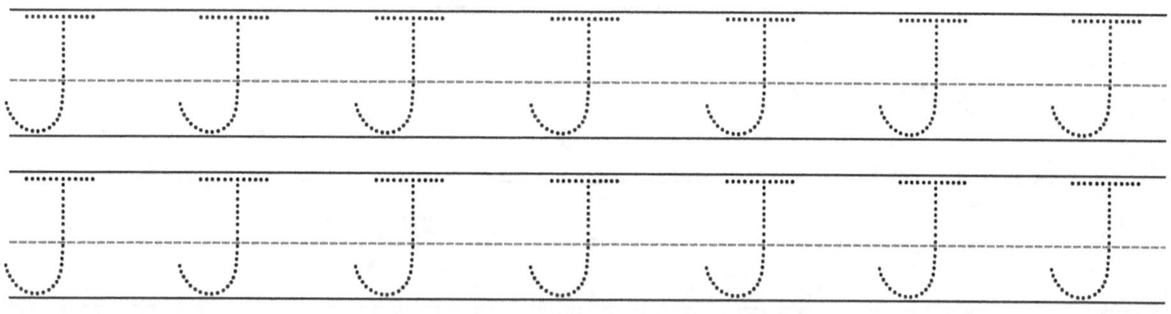

Schreibe die Kleinbuchstaben.

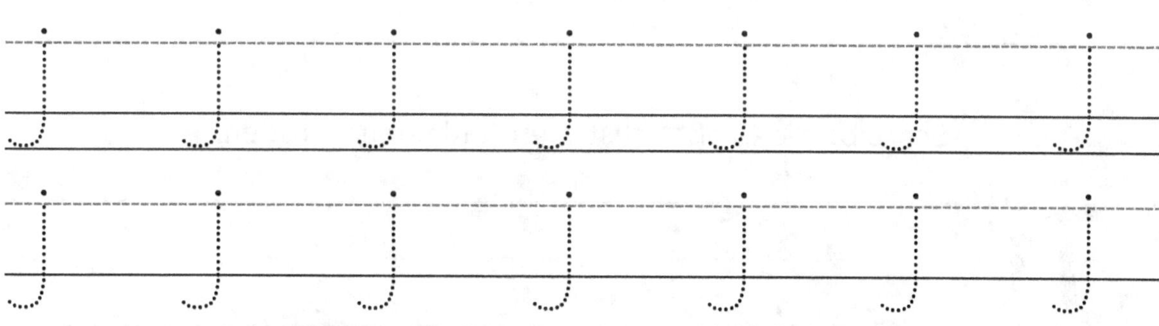

Schreibe die Großbuchstaben & Kleinbuchstaben.

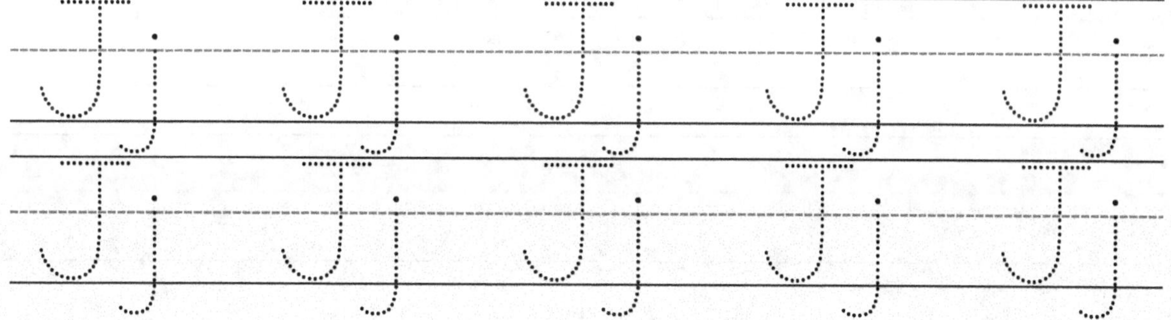

Schreibe die Großbuchstaben.

J

Schreibe die Kleinbuchstaben.

j

Schreibe die Großbuchstaben & Kleinbuchstaben.

Jj

Wie man den Buchstaben K & k nachzeichnet

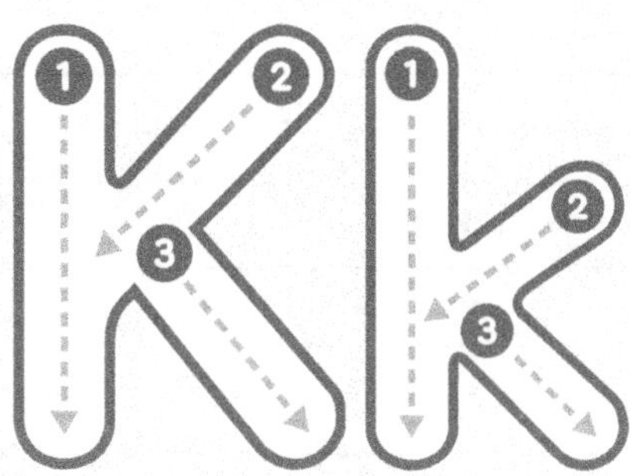

Zeichnen Sie die Großbuchstaben nach.

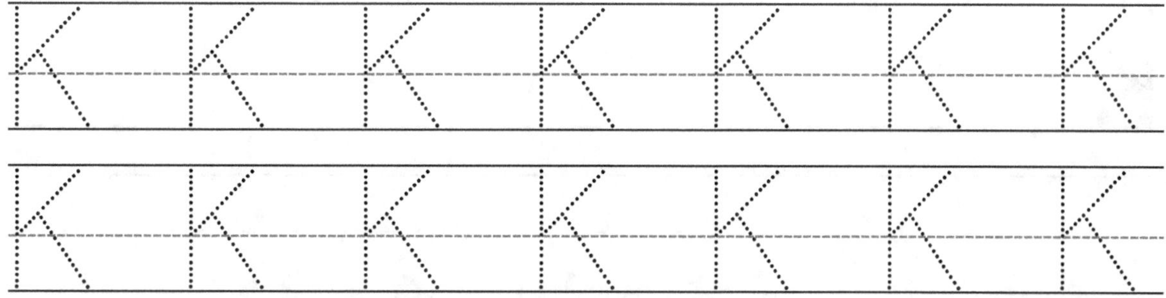

Schreibe die Kleinbuchstaben.

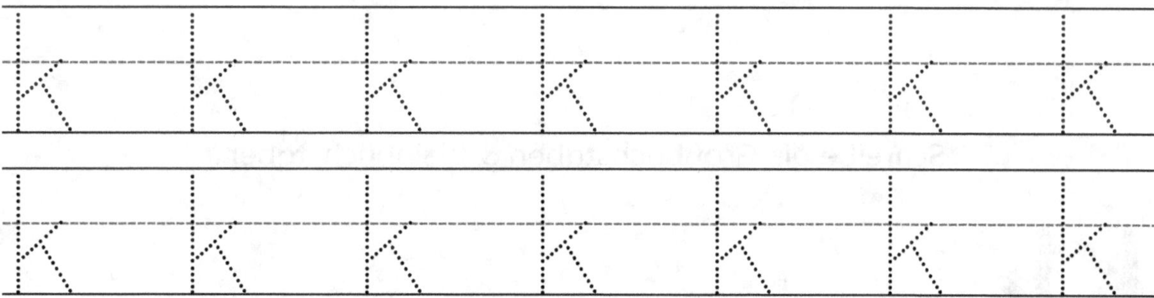

Schreibe die Großbuchstaben & Kleinbuchstaben.

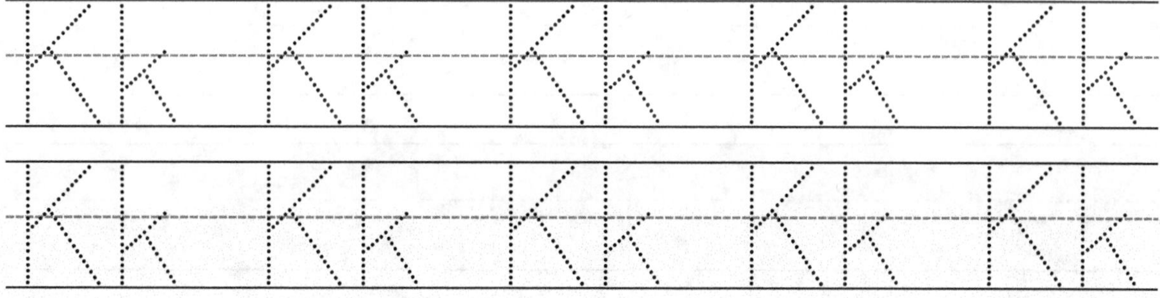

Schreibe die Großbuchstaben.

K

Schreibe die Kleinbuchstaben.

k

Schreibe die Großbuchstaben & Kleinbuchstaben.

Kk

Wie man den Buchstaben L & l nachzeichnet

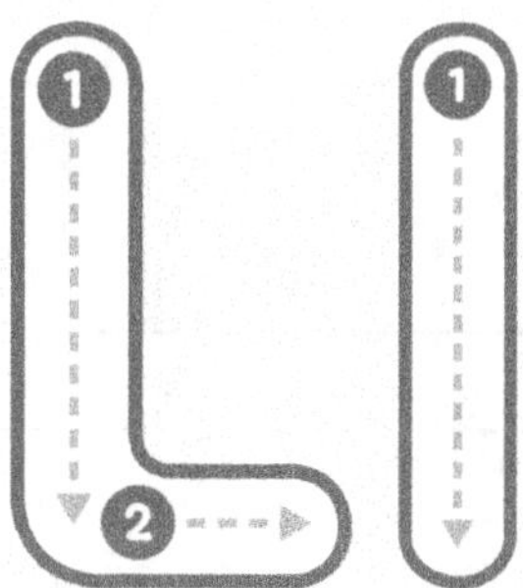

Zeichnen Sie die Großbuchstaben nach.

Schreibe die Kleinbuchstaben.

Schreibe die Großbuchstaben & Kleinbuchstaben.

Schreibe die Großbuchstaben.

L

Schreibe die Kleinbuchstaben.

l

Schreibe die Großbuchstaben & Kleinbuchstaben.

Ll

Wie man den Buchstaben M & m nachzeichnet

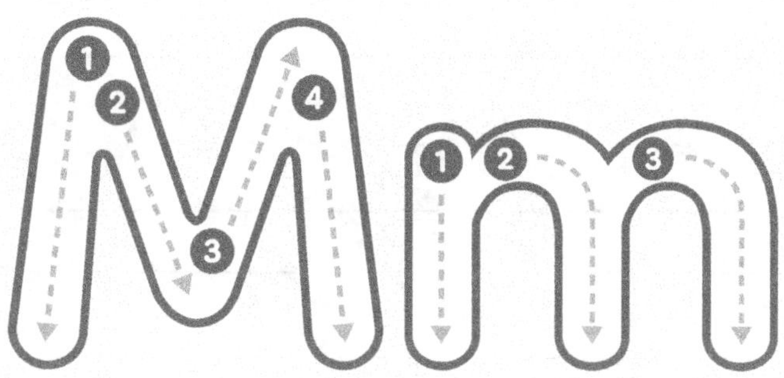

Zeichnen Sie die Großbuchstaben nach.

Schreibe die Kleinbuchstaben.

Schreibe die Großbuchstaben & Kleinbuchstaben.

Schreibe die Großbuchstaben.

M

Schreibe die Kleinbuchstaben.

m

Schreibe die Großbuchstaben & Kleinbuchstaben.

Mm

Wie man den Buchstaben N & n nachzeichnet

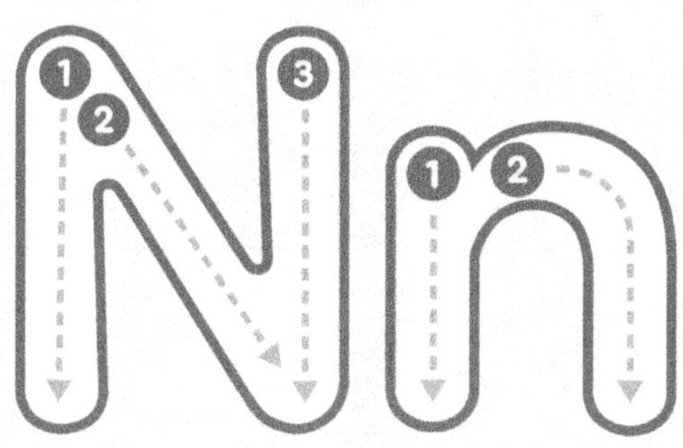

Zeichnen Sie die Großbuchstaben nach.

Schreibe die Kleinbuchstaben.

Schreibe die Großbuchstaben & Kleinbuchstaben.

Schreibe die Großbuchstaben.

N

Schreibe die Kleinbuchstaben.

n

Schreibe die Großbuchstaben & Kleinbuchstaben.

Nn

Name: **datum:**

Wie man den Buchstaben O & o nachzeichnet

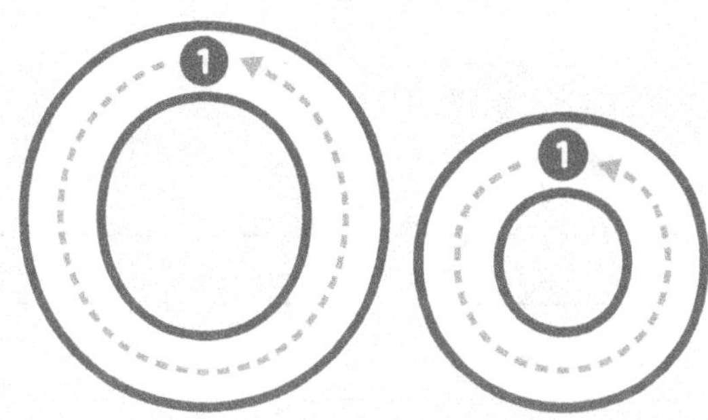

Zeichnen Sie die Großbuchstaben nach.

Schreibe die Kleinbuchstaben.

Schreibe die Großbuchstaben & Kleinbuchstaben.

Schreibe die Großbuchstaben.

O

Schreibe die Kleinbuchstaben.

o

Schreibe die Großbuchstaben & Kleinbuchstaben.

Oo

Wie man den Buchstaben P & p nachzeichnet

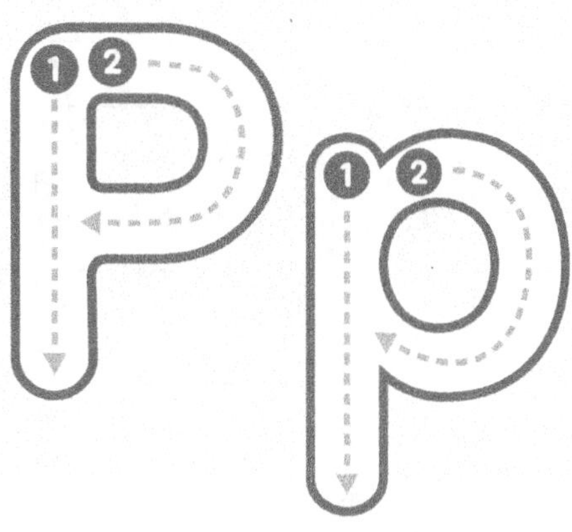

Zeichnen Sie die Großbuchstaben nach.

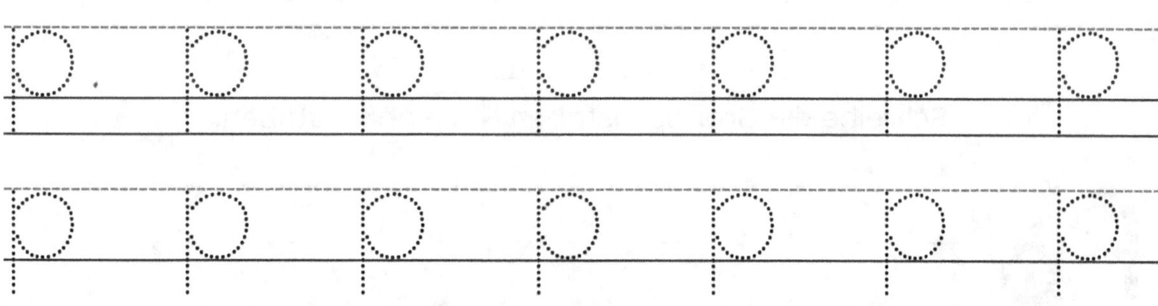

Schreibe die Kleinbuchstaben.

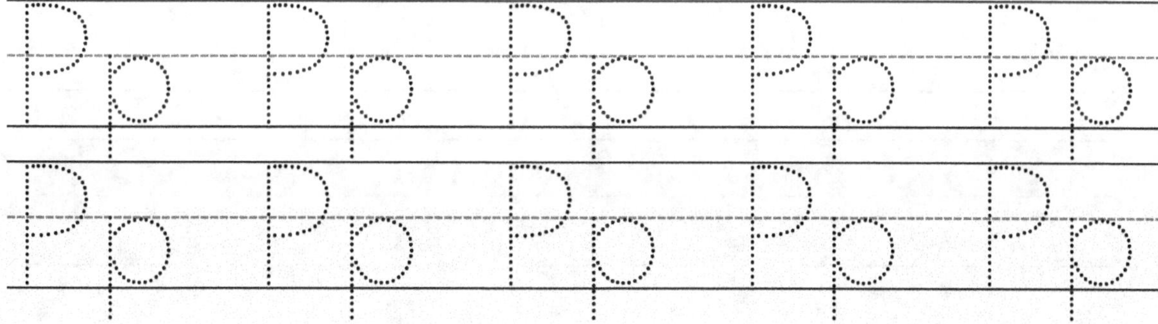

Schreibe die Großbuchstaben & Kleinbuchstaben.

Schreibe die Großbuchstaben.

P

Schreibe die Kleinbuchstaben.

p

Schreibe die Großbuchstaben & Kleinbuchstaben.

Pp

Wie man den Buchstaben Q & q nachzeichnet

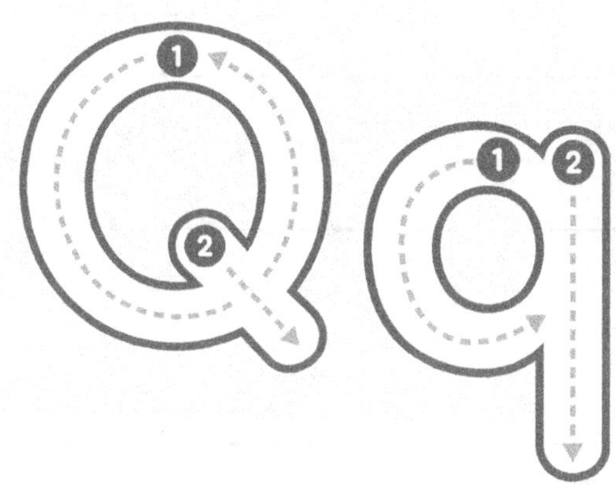

Zeichnen Sie die Großbuchstaben nach.

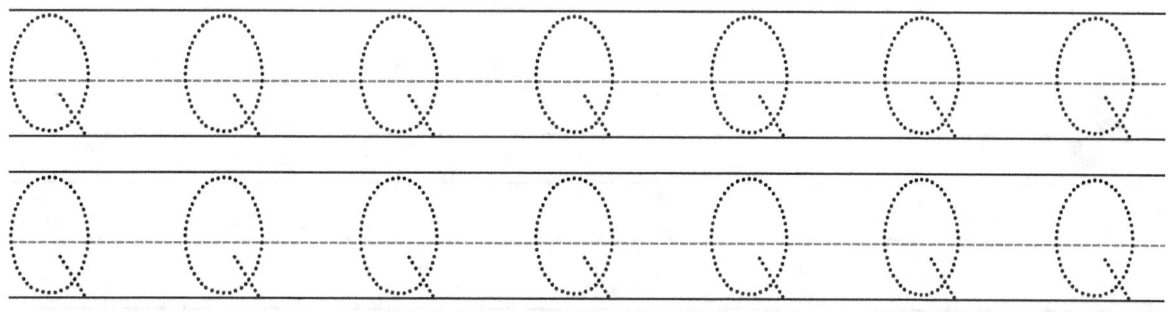

Schreibe die Kleinbuchstaben.

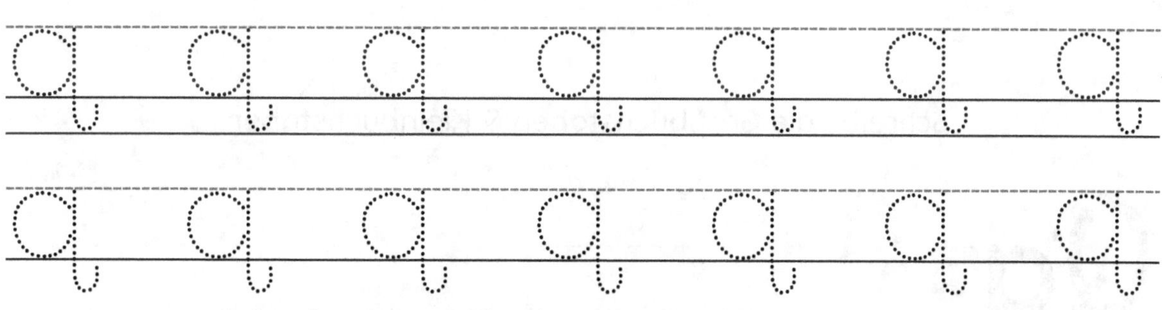

Schreibe die Großbuchstaben & Kleinbuchstaben.

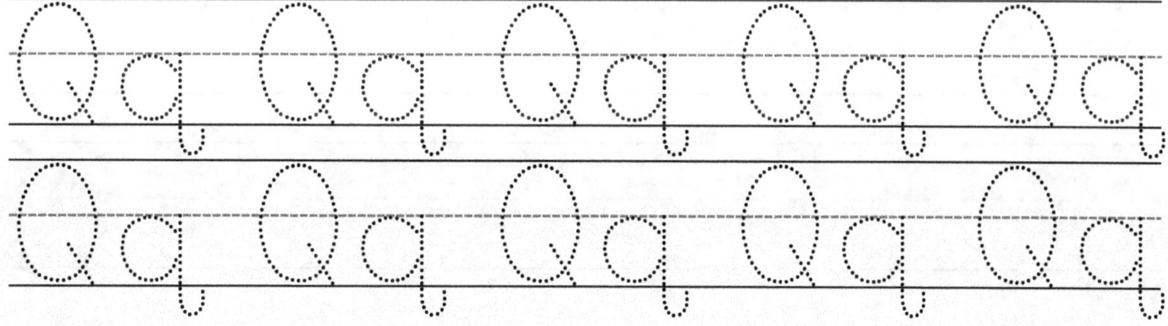

Schreibe die Großbuchstaben.

Q

Schreibe die Kleinbuchstaben.

q

Schreibe die Großbuchstaben & Kleinbuchstaben.

Qq

Wie man den Buchstaben R & r nachzeichnet

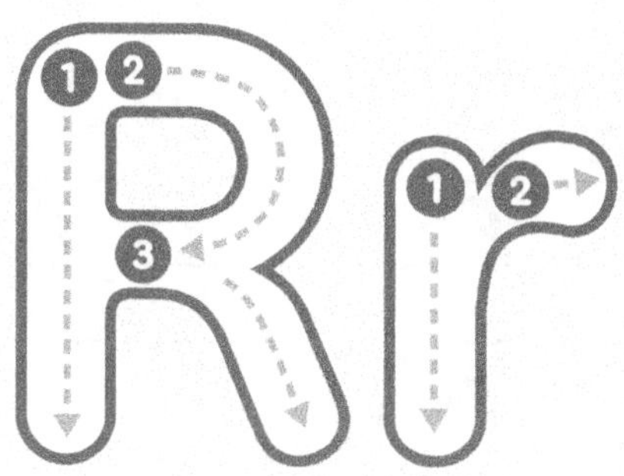

Zeichnen Sie die Großbuchstaben nach.

Schreibe die Kleinbuchstaben.

Schreibe die Großbuchstaben & Kleinbuchstaben.

Schreibe die Großbuchstaben.

R

Schreibe die Kleinbuchstaben.

r

Schreibe die Großbuchstaben & Kleinbuchstaben.

Rr

Wie man den Buchstaben S & s nachzeichnet

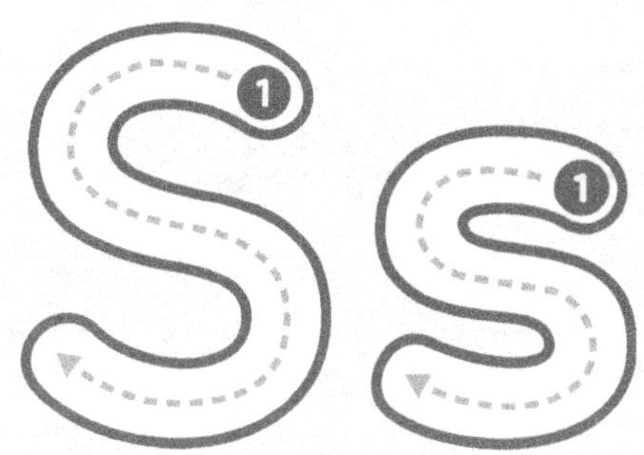

Zeichnen Sie die Großbuchstaben nach.

Schreibe die Kleinbuchstaben.

Schreibe die Großbuchstaben & Kleinbuchstaben.

Schreibe die Großbuchstaben.

S

Schreibe die Kleinbuchstaben.

s

Schreibe die Großbuchstaben & Kleinbuchstaben.

Ss

Wie man den Buchstaben T & t nachzeichnet

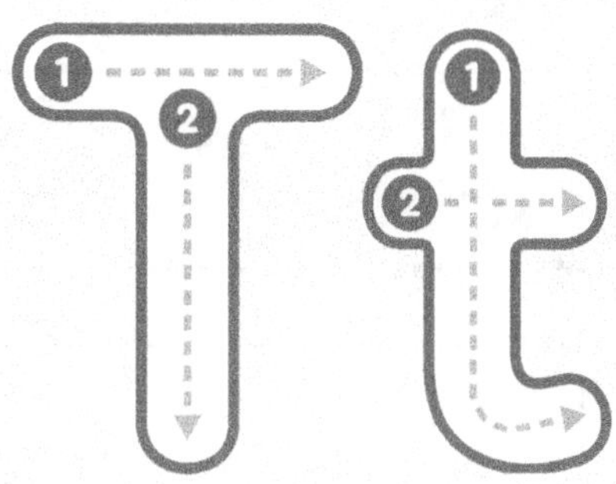

Zeichnen Sie die Großbuchstaben nach.

Schreibe die Kleinbuchstaben.

Schreibe die Großbuchstaben & Kleinbuchstaben.

Schreibe die Großbuchstaben.

T

Schreibe die Kleinbuchstaben.

t

Schreibe die Großbuchstaben & Kleinbuchstaben.

T t

Wie man den Buchstaben U & u nachzeichnet

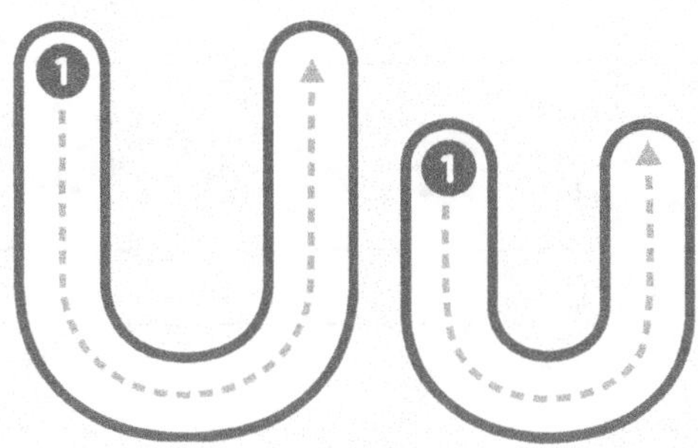

Zeichnen Sie die Großbuchstaben nach.

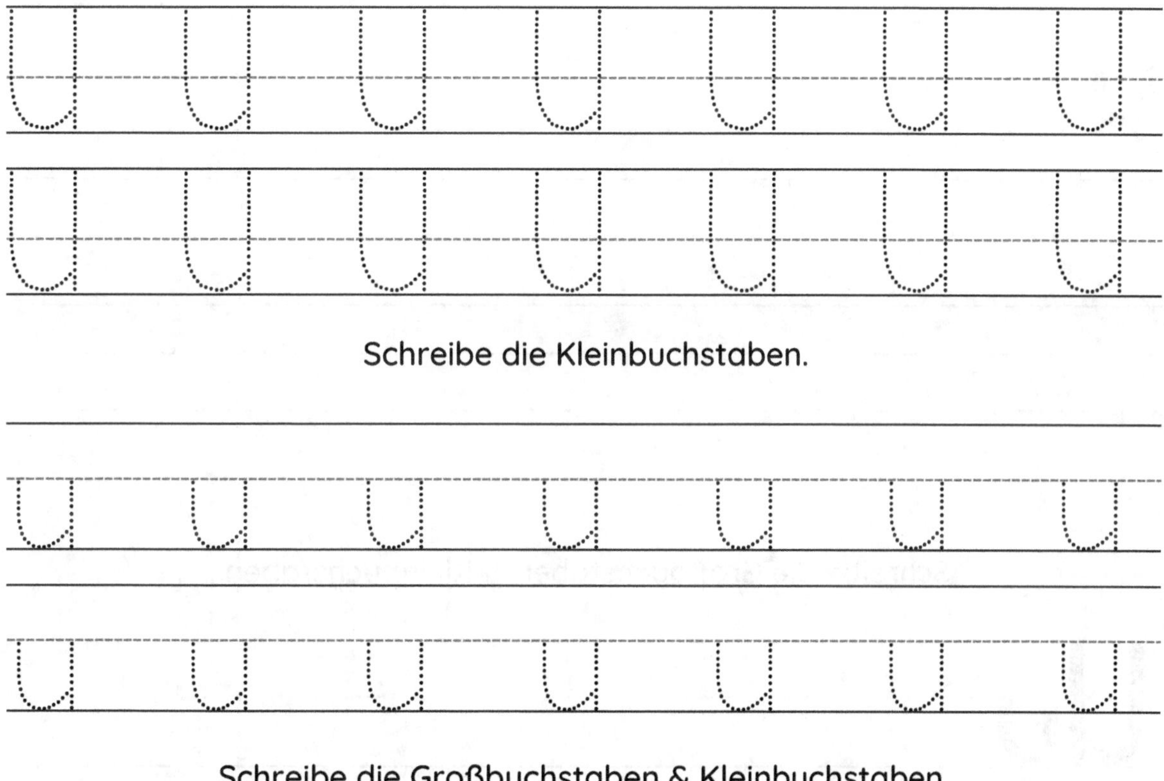

Schreibe die Kleinbuchstaben.

Schreibe die Großbuchstaben & Kleinbuchstaben.

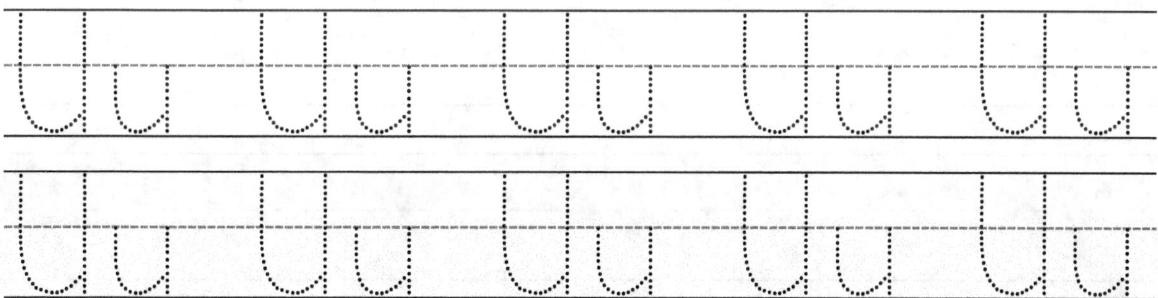

Schreibe die Großbuchstaben.

U

Schreibe die Kleinbuchstaben.

u

Schreibe die Großbuchstaben & Kleinbuchstaben.

Uu

Wie man den Buchstaben V & v nachzeichnet

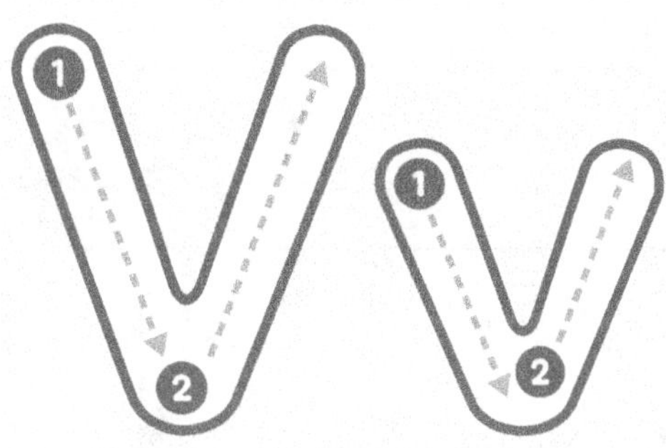

Zeichnen Sie die Großbuchstaben nach.

Schreibe die Kleinbuchstaben.

Schreibe die Großbuchstaben & Kleinbuchstaben.

Schreibe die Großbuchstaben.

V

Schreibe die Kleinbuchstaben.

v

Schreibe die Großbuchstaben & Kleinbuchstaben.

Vv

Wie man den Buchstaben W & w nachzeichnet

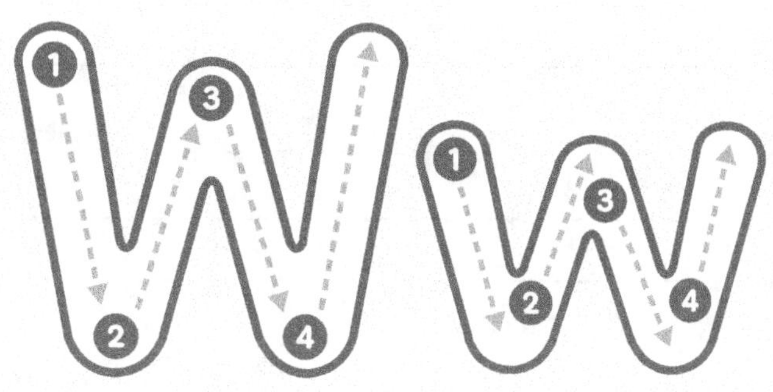

Zeichnen Sie die Großbuchstaben nach.

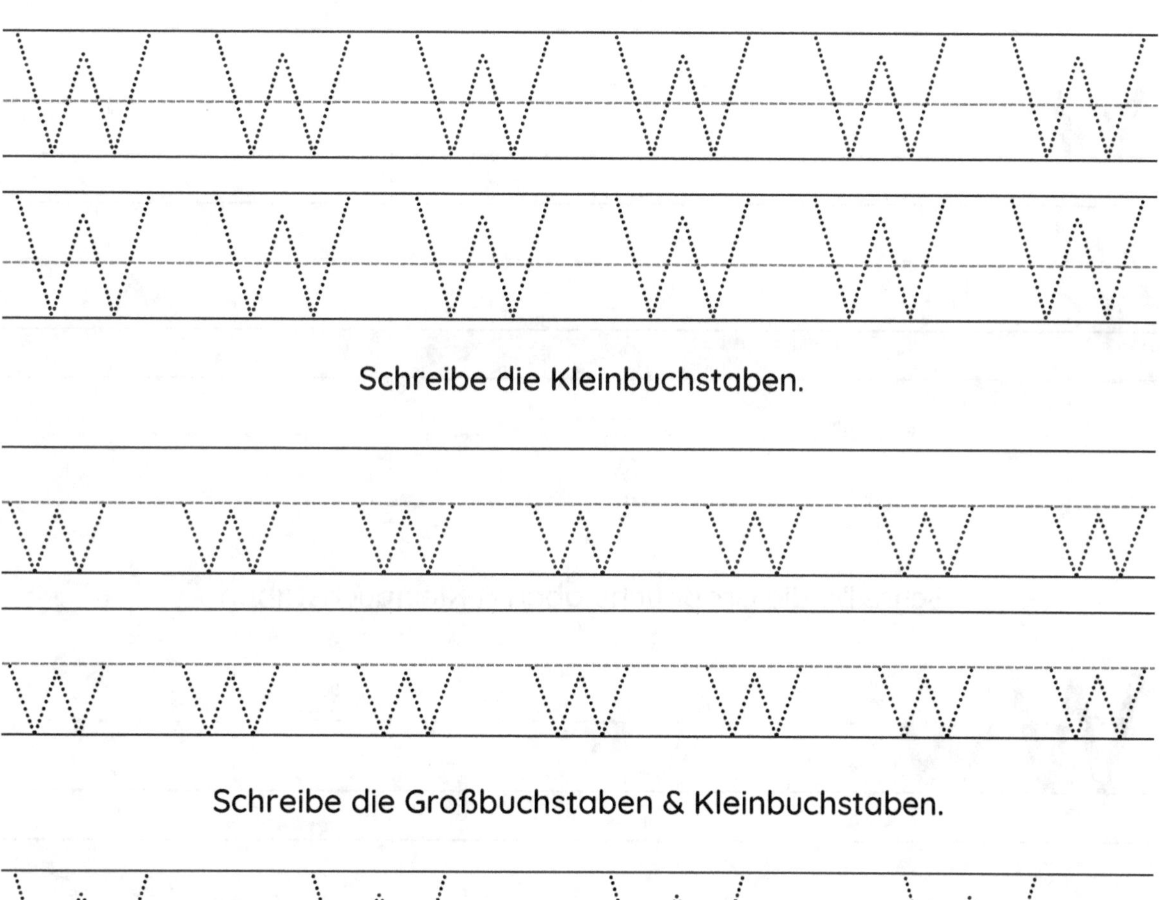

Schreibe die Kleinbuchstaben.

Schreibe die Großbuchstaben & Kleinbuchstaben.

Schreibe die Großbuchstaben.

W

Schreibe die Kleinbuchstaben.

w

Schreibe die Großbuchstaben & Kleinbuchstaben.

Ww

Name: datum:

Wie man den Buchstaben X & x nachzeichnet

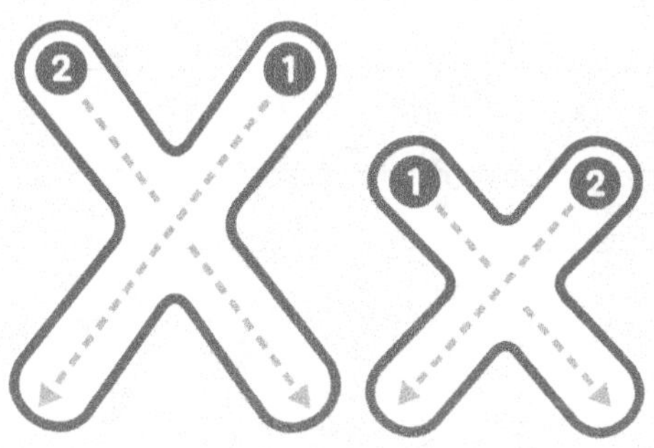

Zeichnen Sie die Großbuchstaben nach.

Schreibe die Kleinbuchstaben.

Schreibe die Großbuchstaben & Kleinbuchstaben.

X

x

Xx

Wie man den Buchstaben Z & z nachzeichnet

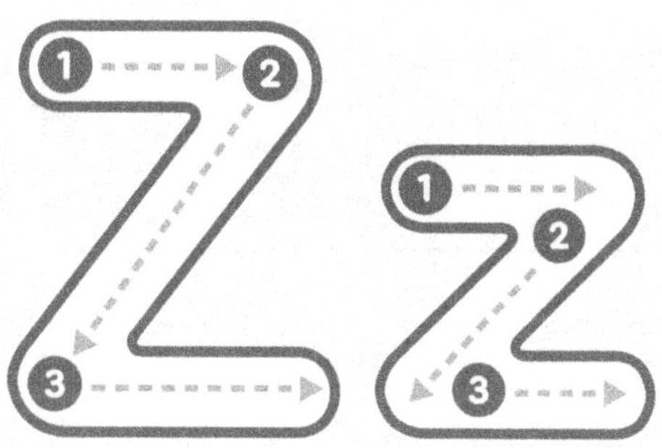

Zeichnen Sie die Großbuchstaben nach.

Schreibe die Kleinbuchstaben.

Schreibe die Großbuchstaben & Kleinbuchstaben.

Schreibe die Großbuchstaben.

Z

Schreibe die Kleinbuchstaben.

z

Schreibe die Großbuchstaben & Kleinbuchstaben.

Zz

Zahlen Nachzeichnen

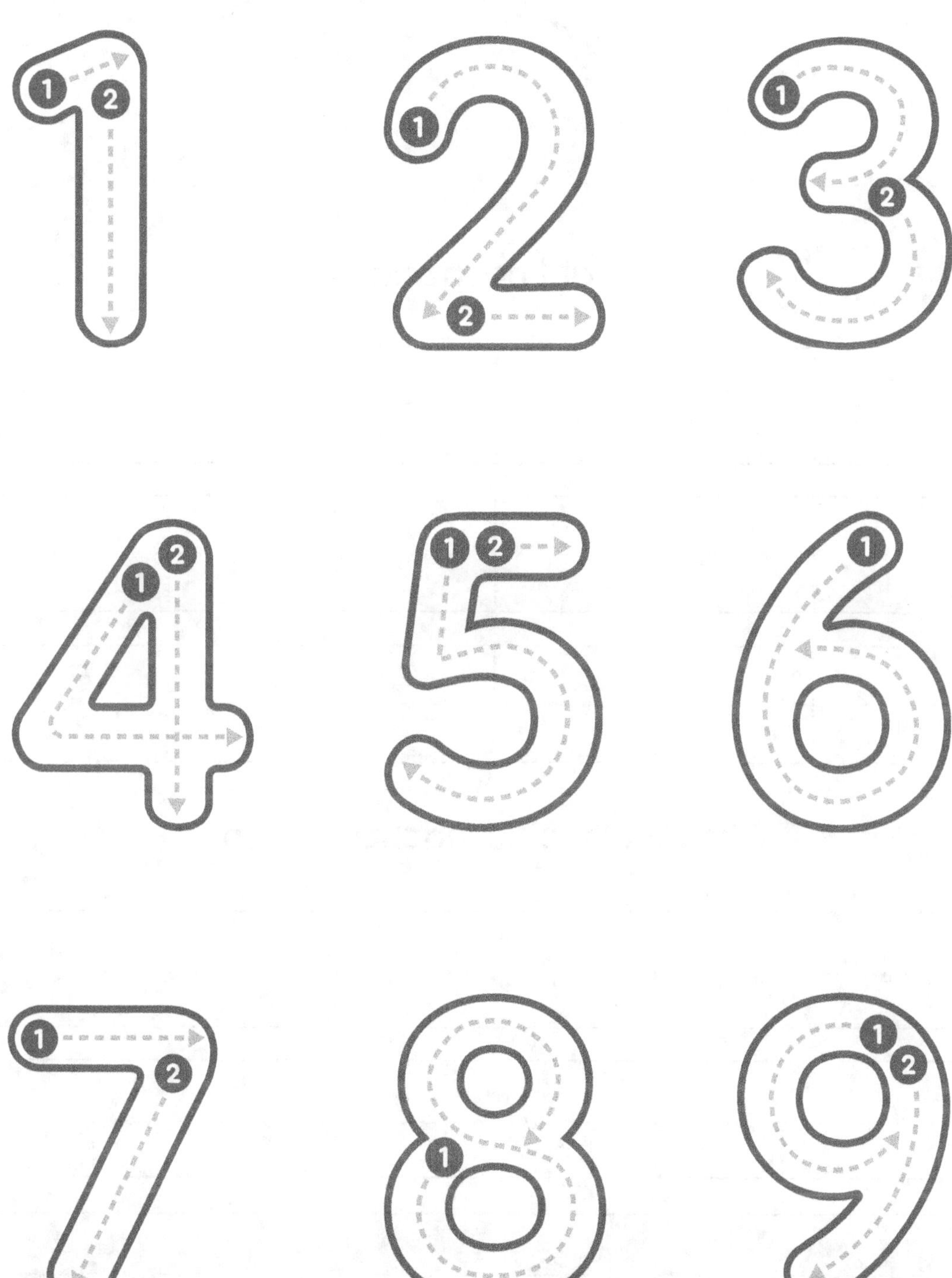

Wie man die Zahl 1 nachzeichnet

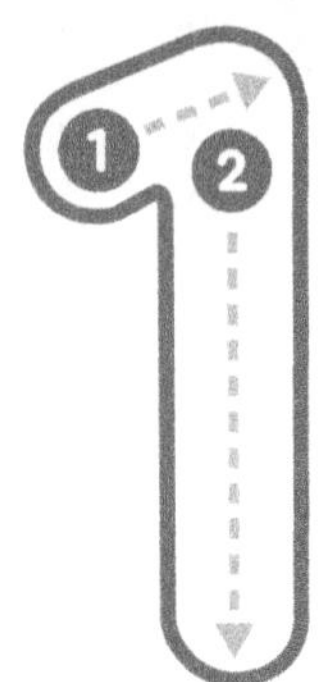

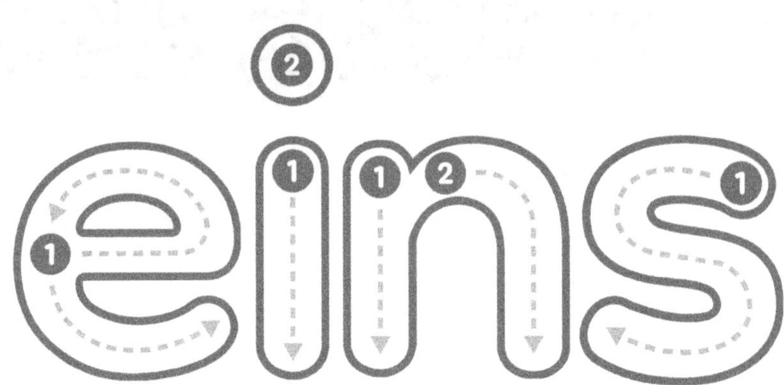

Die Zahl nachzeichnen.

Das Wort 'eins' nachzeichnen.

Fetten Sie den Kreis für die Zahl 1 ein.

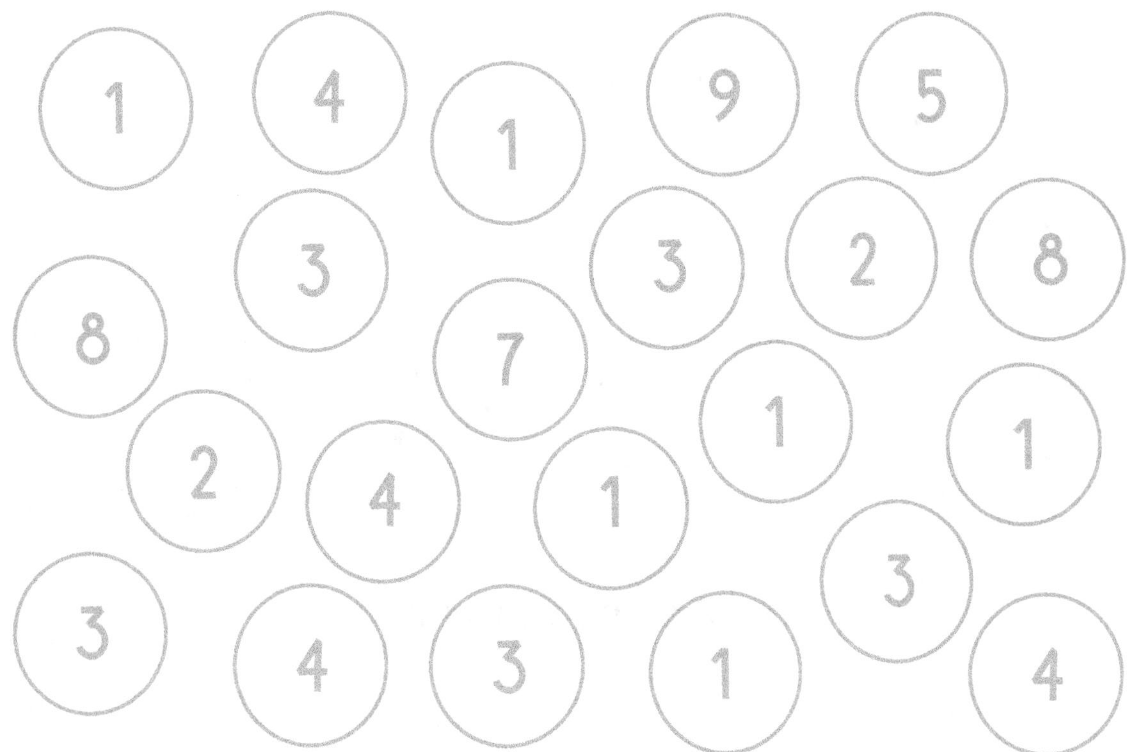

Setzen Sie ein Häkchen im Kreis für das Kästchen mit 1 Radieschen.

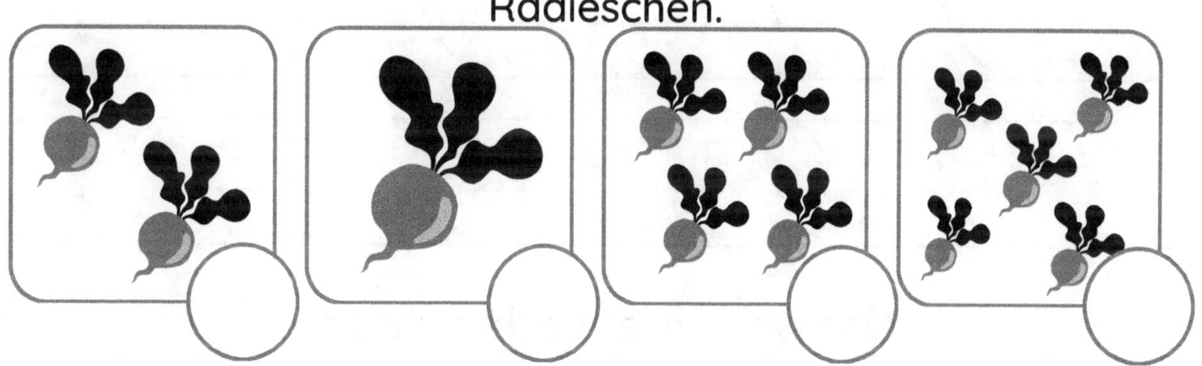

Färben Sie ein Radieschen ein.

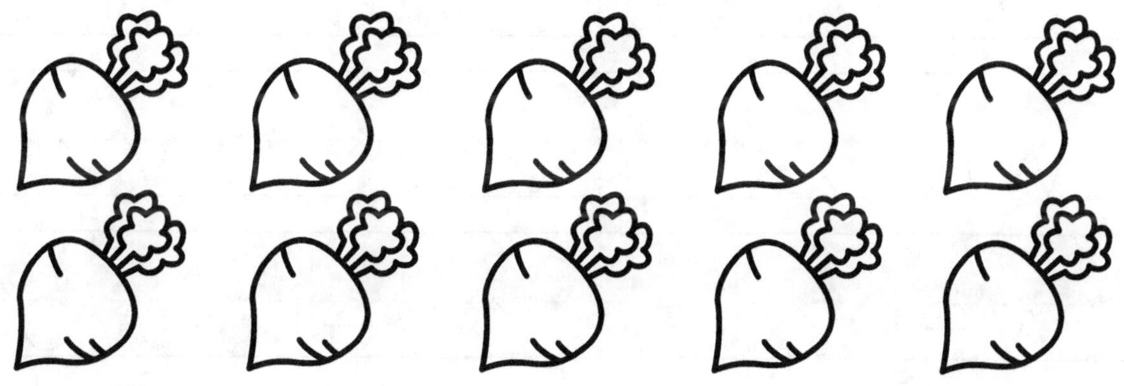

Wie man die Zahl 2 nachzeichnet

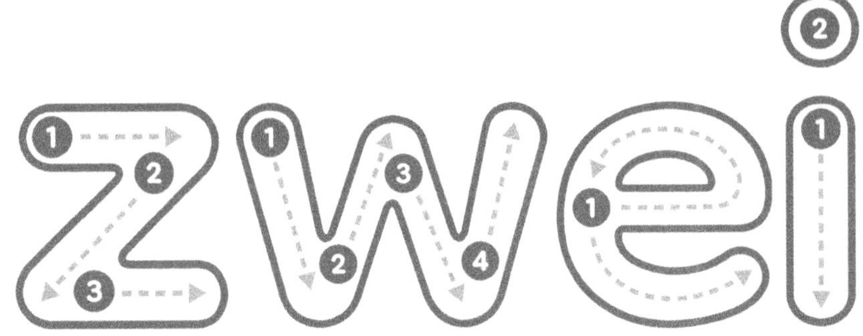

Die Zahl nachzeichnen.

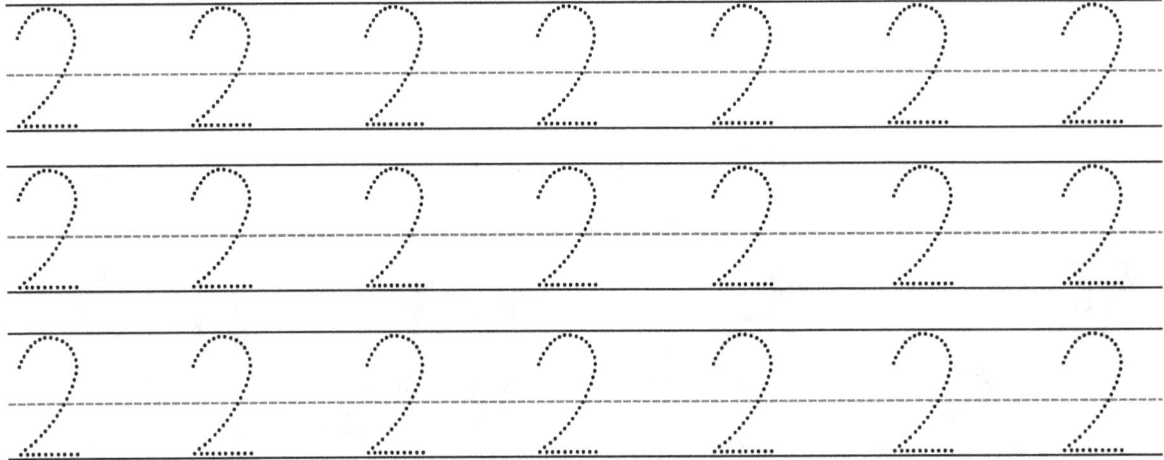

Das Wort 'zwei' nachzeichnen.

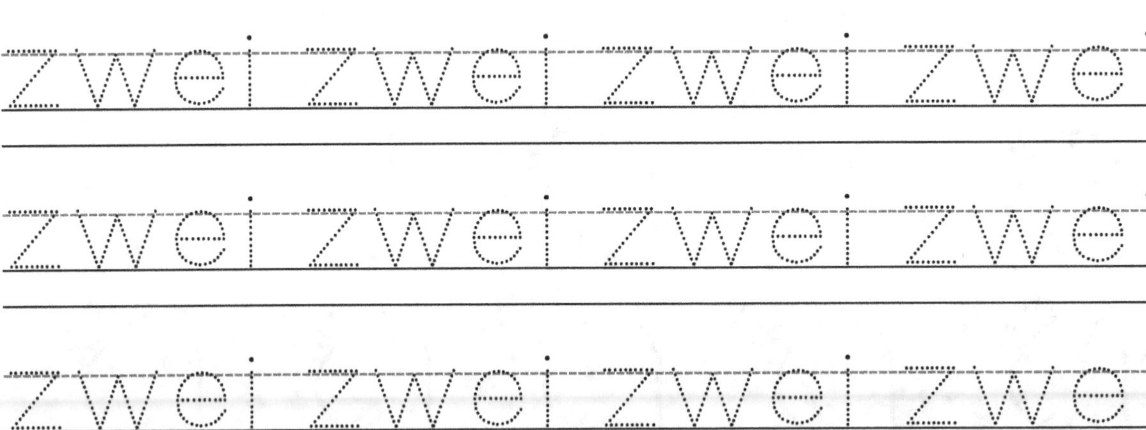

Fetten Sie den Kreis für die Zahl 2 ein.

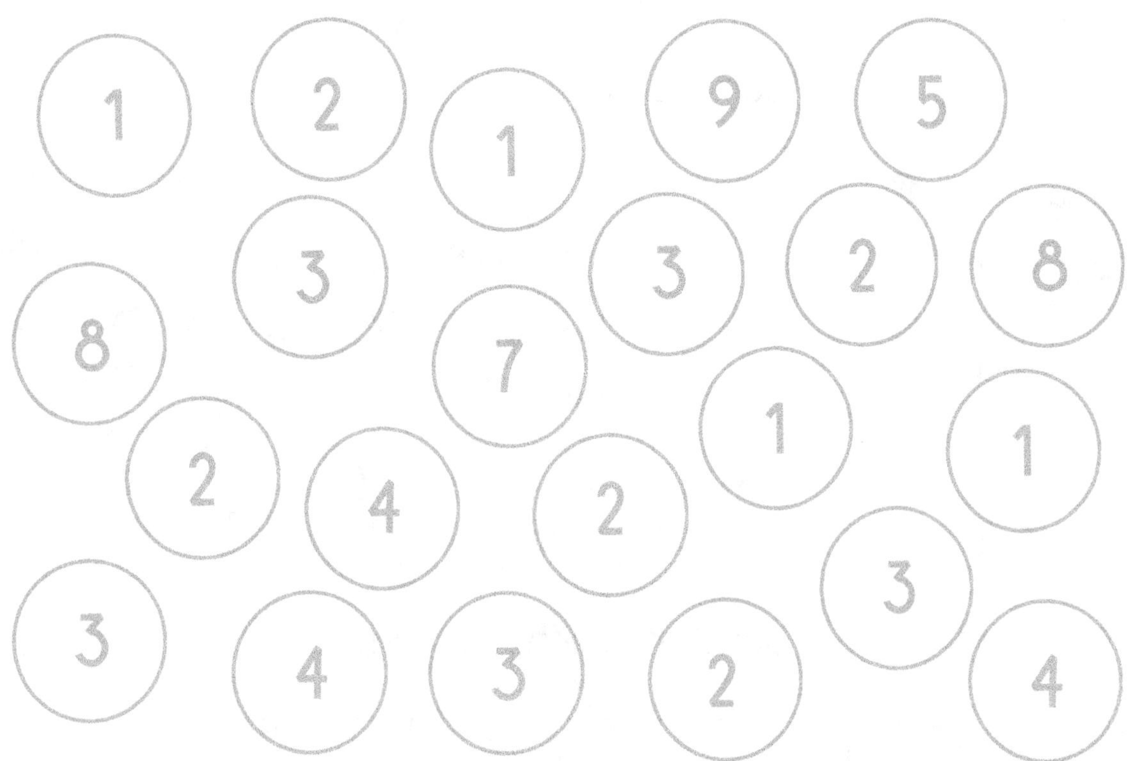

Setzen Sie ein Häkchen im Kreis für das Kästchen mit 2 Scheiben Wassermelone.

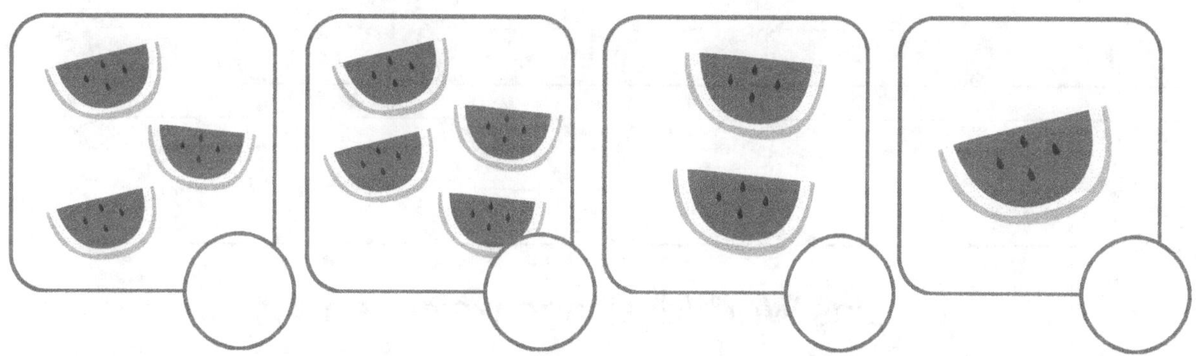

Färben Sie zwei Scheiben Wassermelone ein.

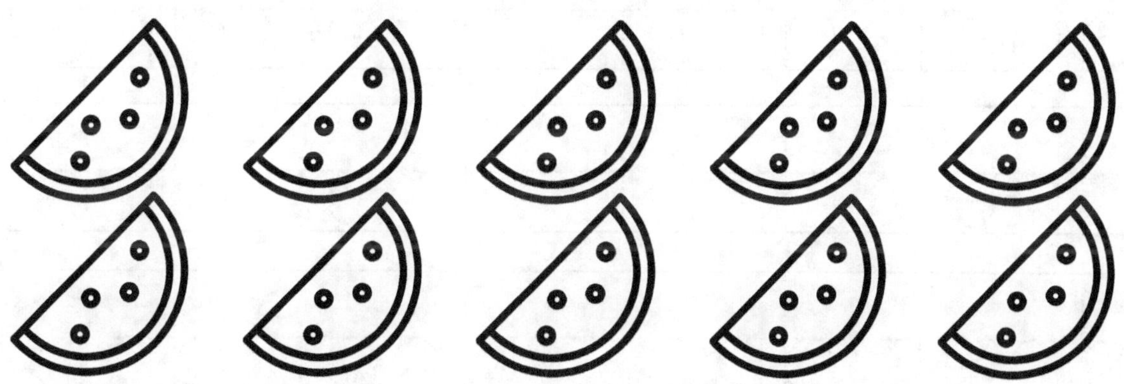

Wie man die Zahl 3 nachzeichnet

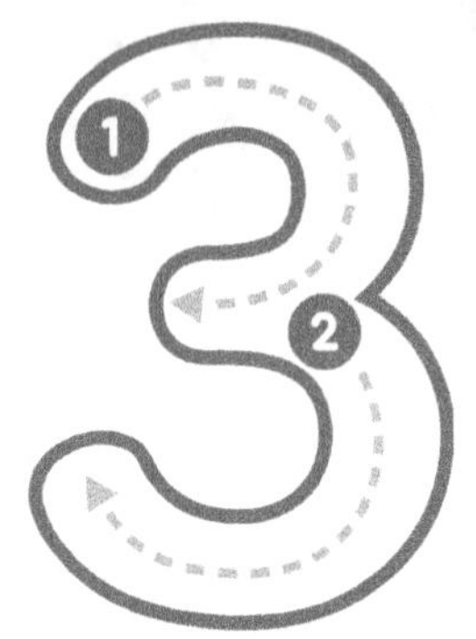 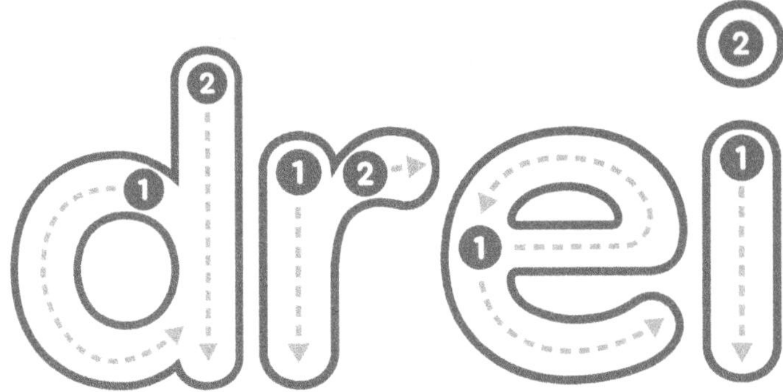

Die Zahl nachzeichnen.

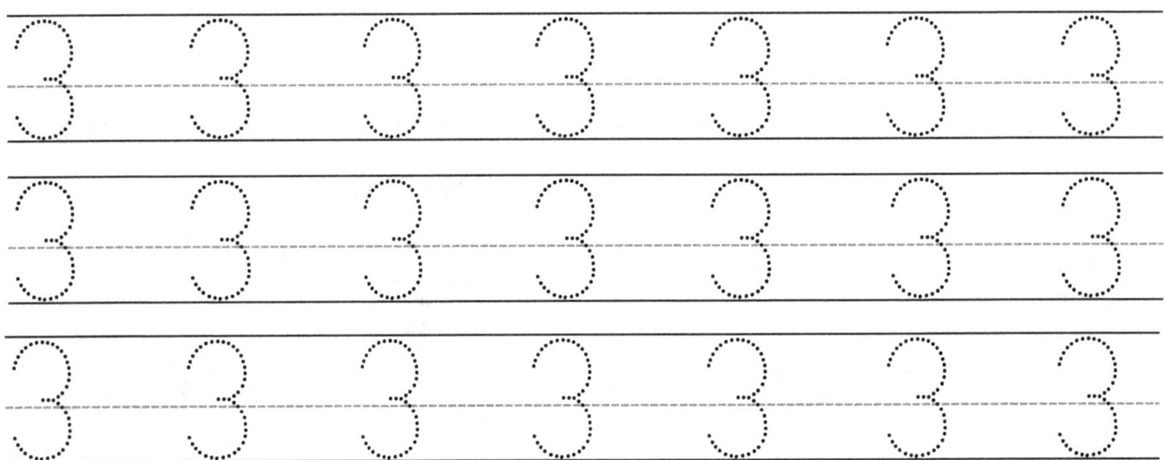

Das Wort 'drei' nachzeichnen.

Fetten Sie den Kreis für die Zahl 3 ein.

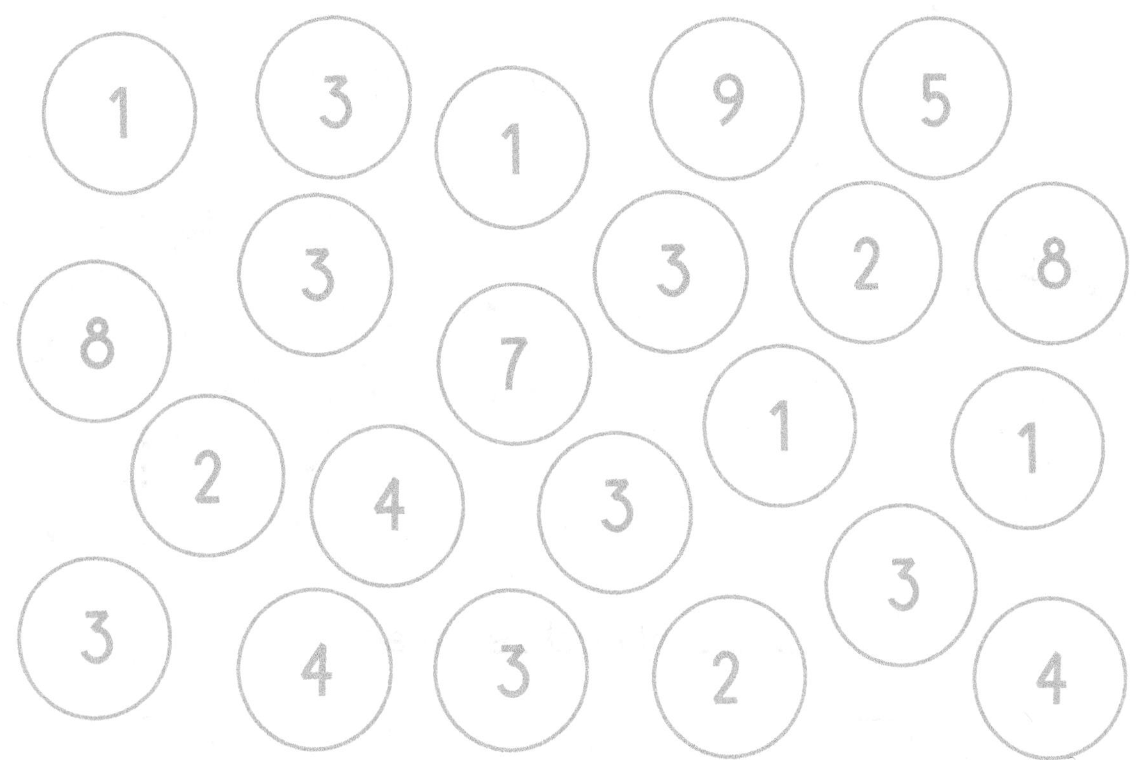

Setzen Sie ein Häkchen im Kreis für das Kästchen mit 3 Orangen.

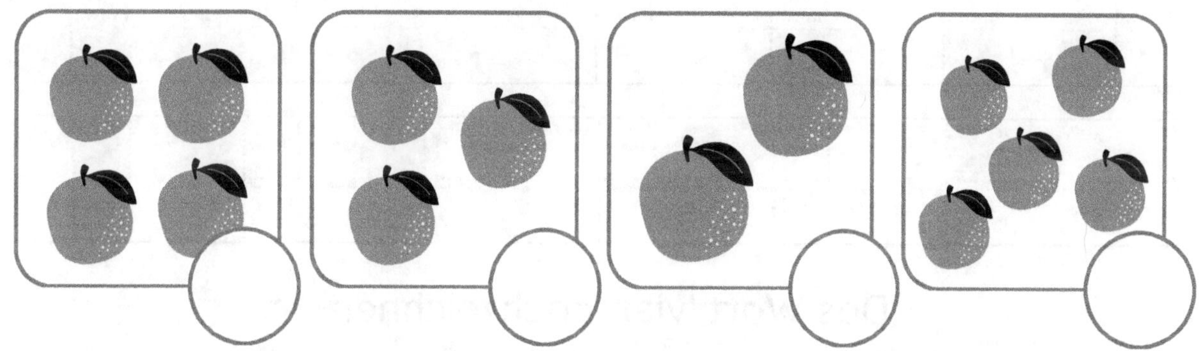

Färben Sie drei Orangen ein.

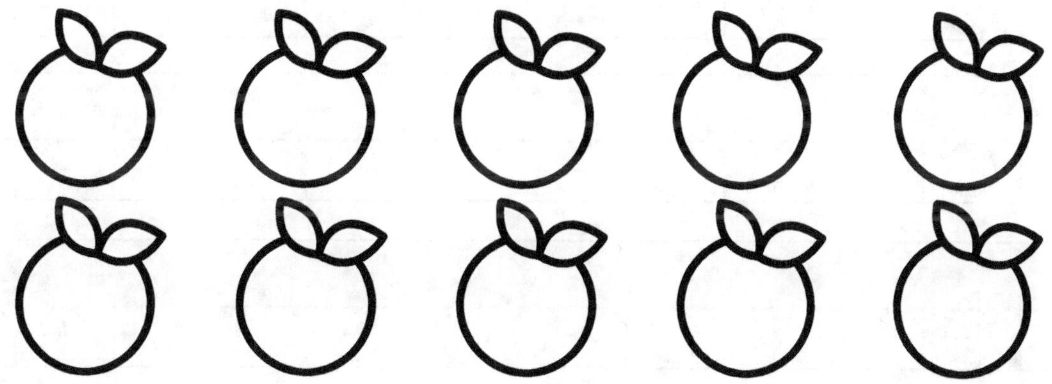

Wie man die Zahl 4 nachzeichnet

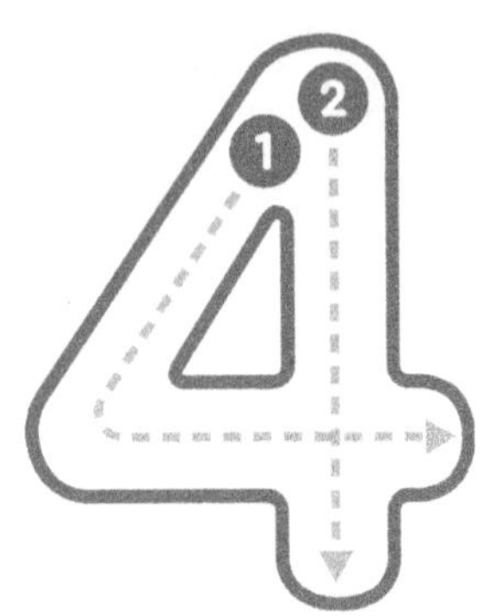

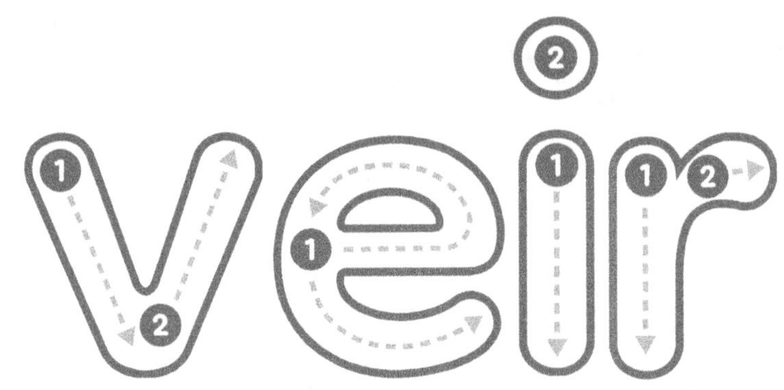

Die Zahl nachzeichnen.

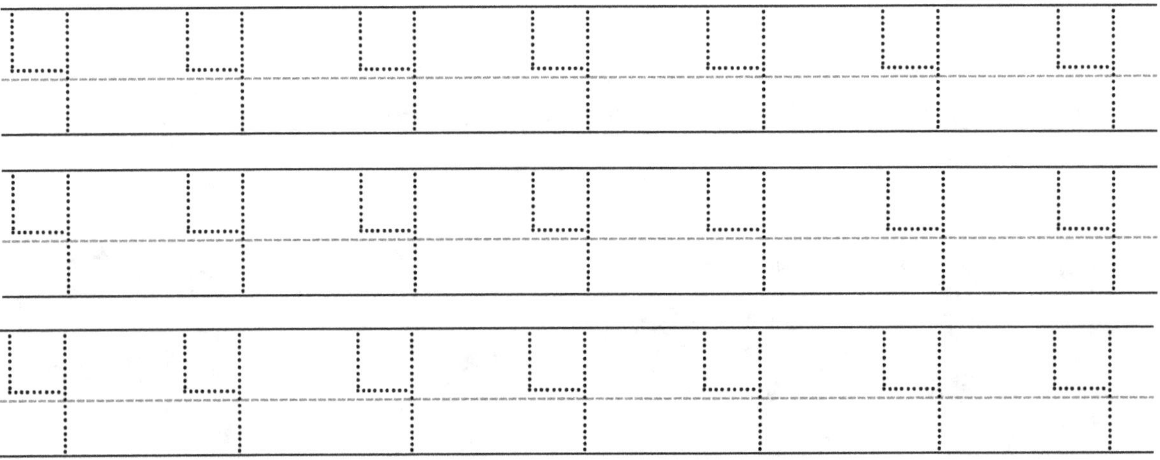

Das Wort 'vier' nachzeichnen.

Fetten Sie den Kreis für die Zahl 4 ein.

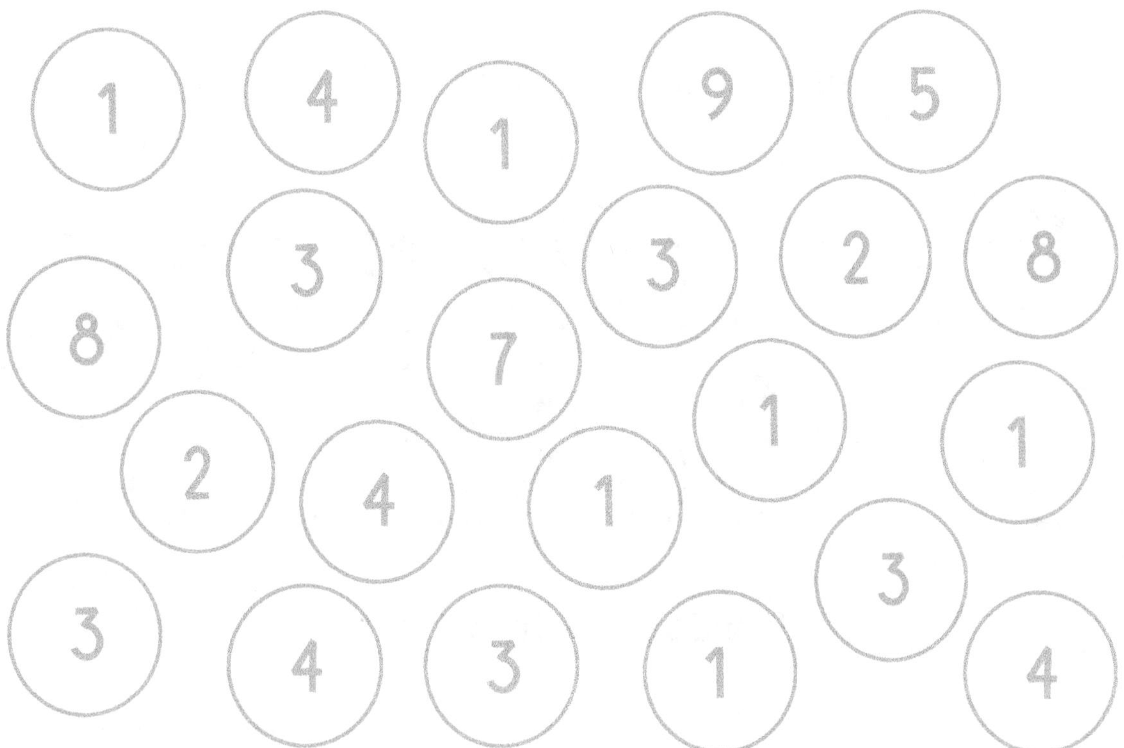

Setzen Sie ein Häkchen im Kreis für das Kästchen mit 4 Radieschen.

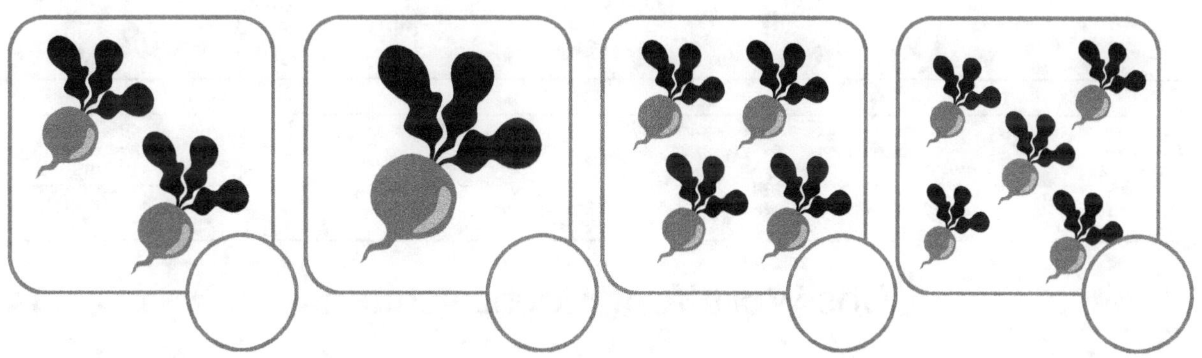

Färben Sie vier Radieschen ein.

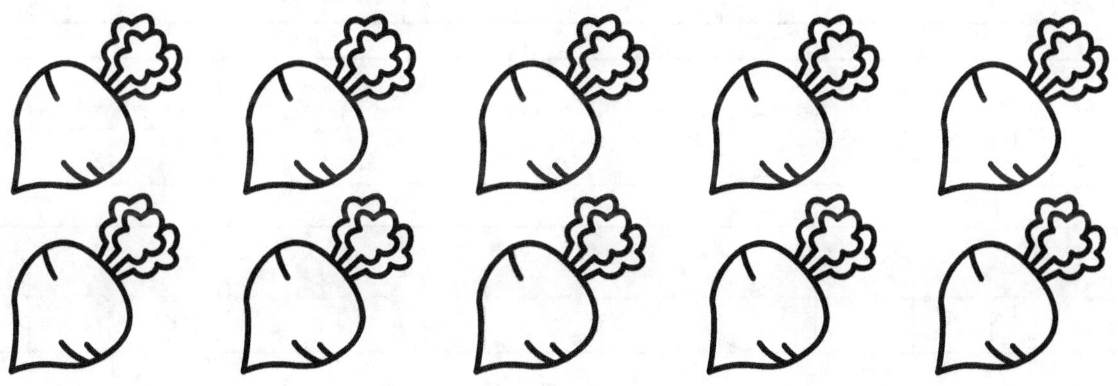

Wie man die Zahl 5 nachzeichnet

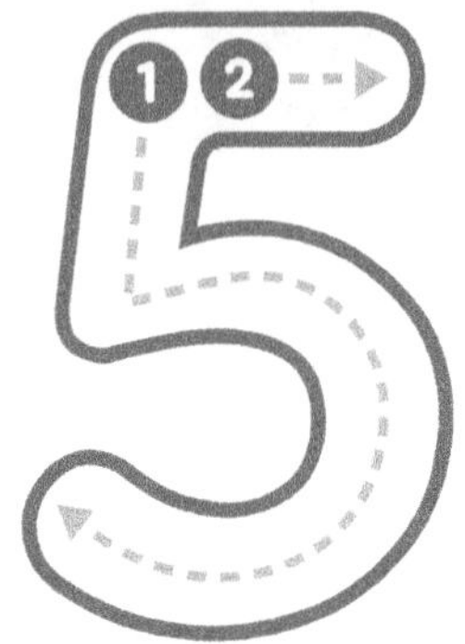 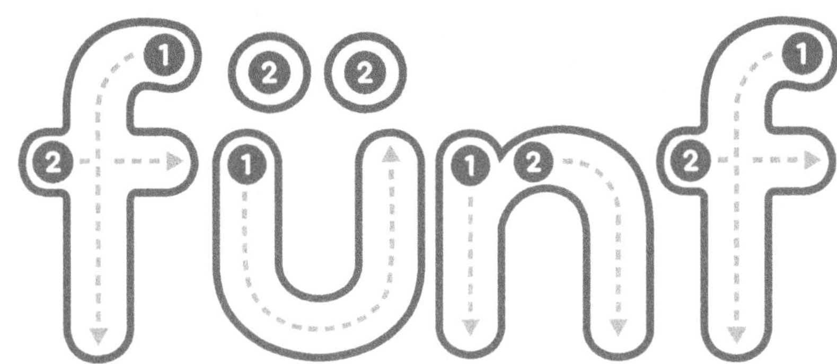

Die Zahl nachzeichnen.

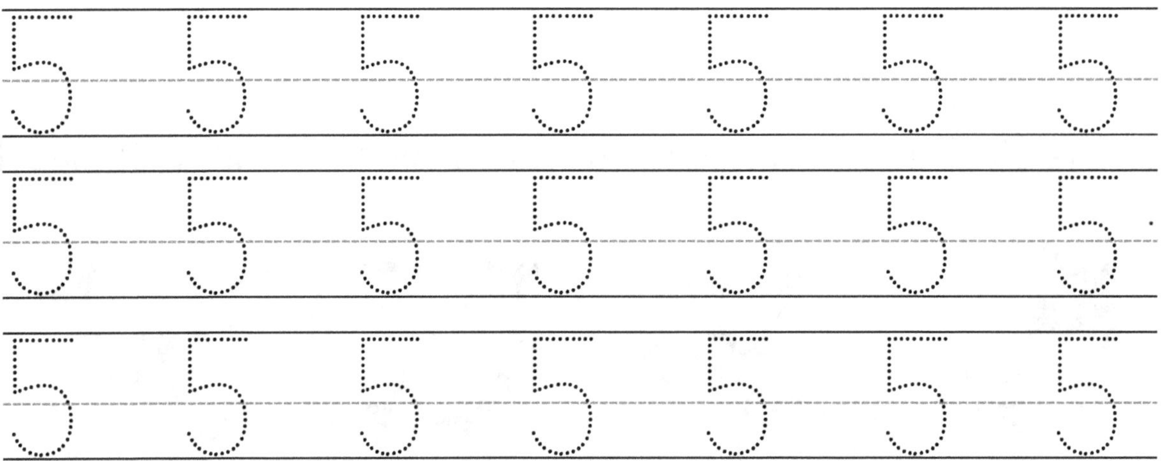

Das Wort 'fünf' nachzeichnen.

Fetten Sie den Kreis für die Zahl 5 ein.

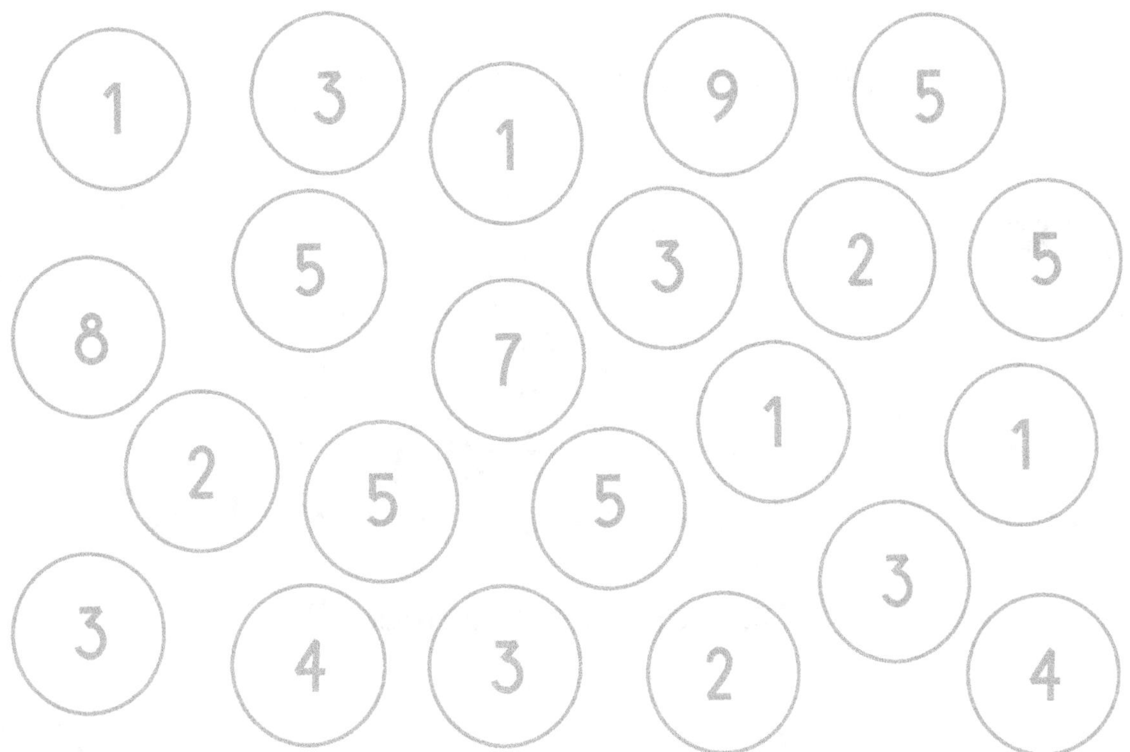

Setzen Sie ein Häkchen im Kreis für das Kästchen mit 5 Hotdogs.

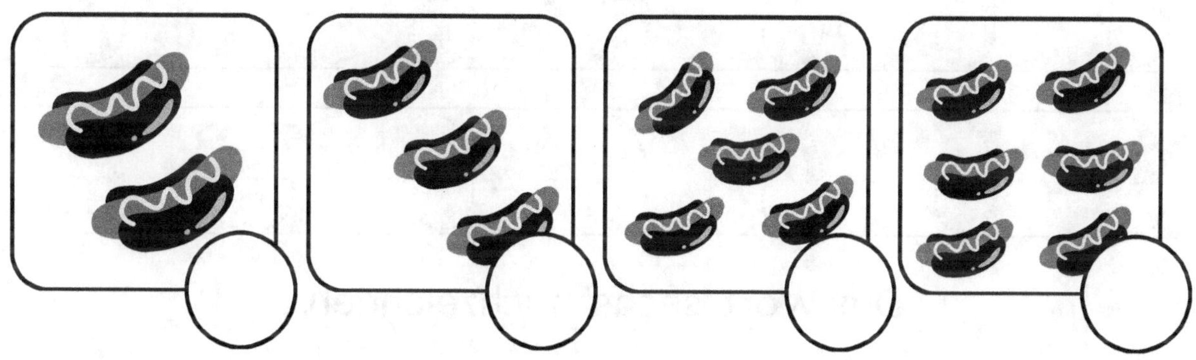

Färben Sie fünf Hotdogs ein.

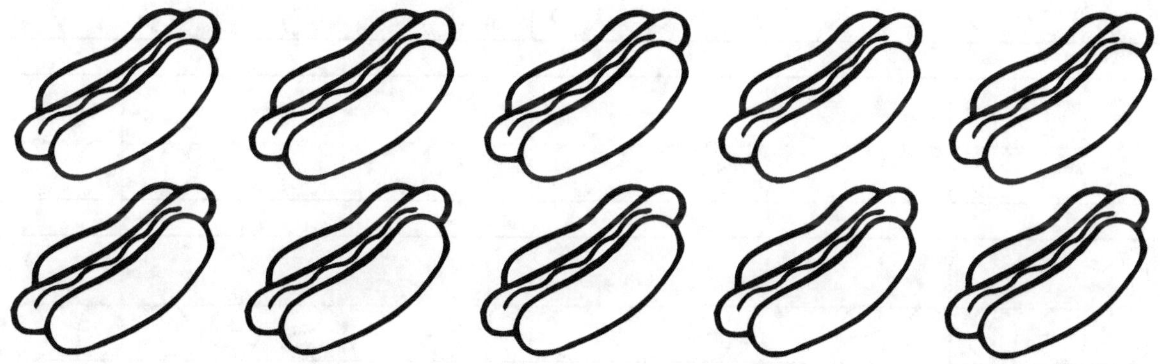

Wie man die Zahl 6 nachzeichnet

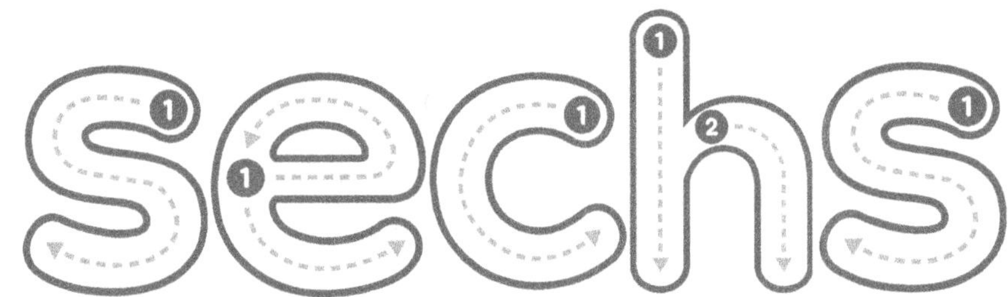

Die Zahl nachzeichnen.

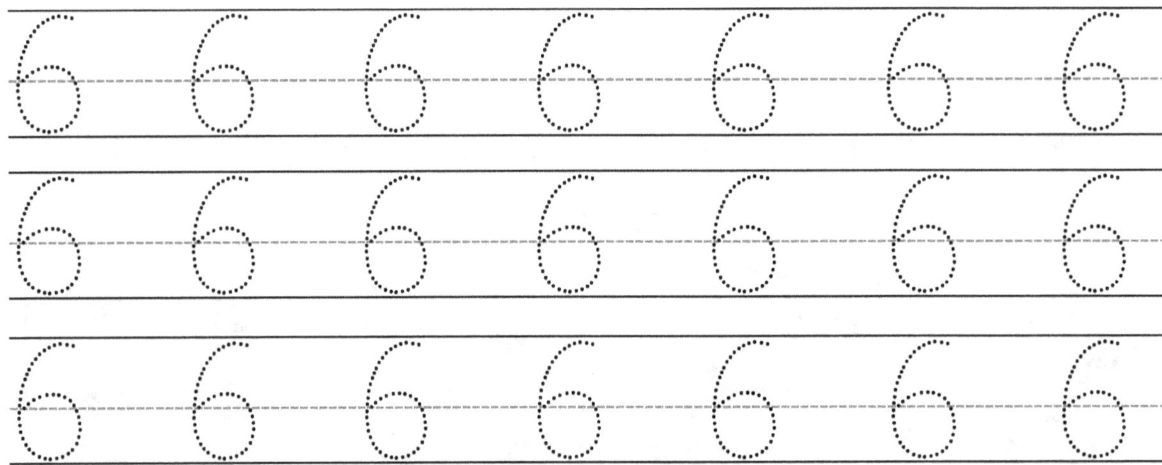

Das Wort 'sechs' nachzeichnen.

Fetten Sie den Kreis für die Zahl 6 ein.

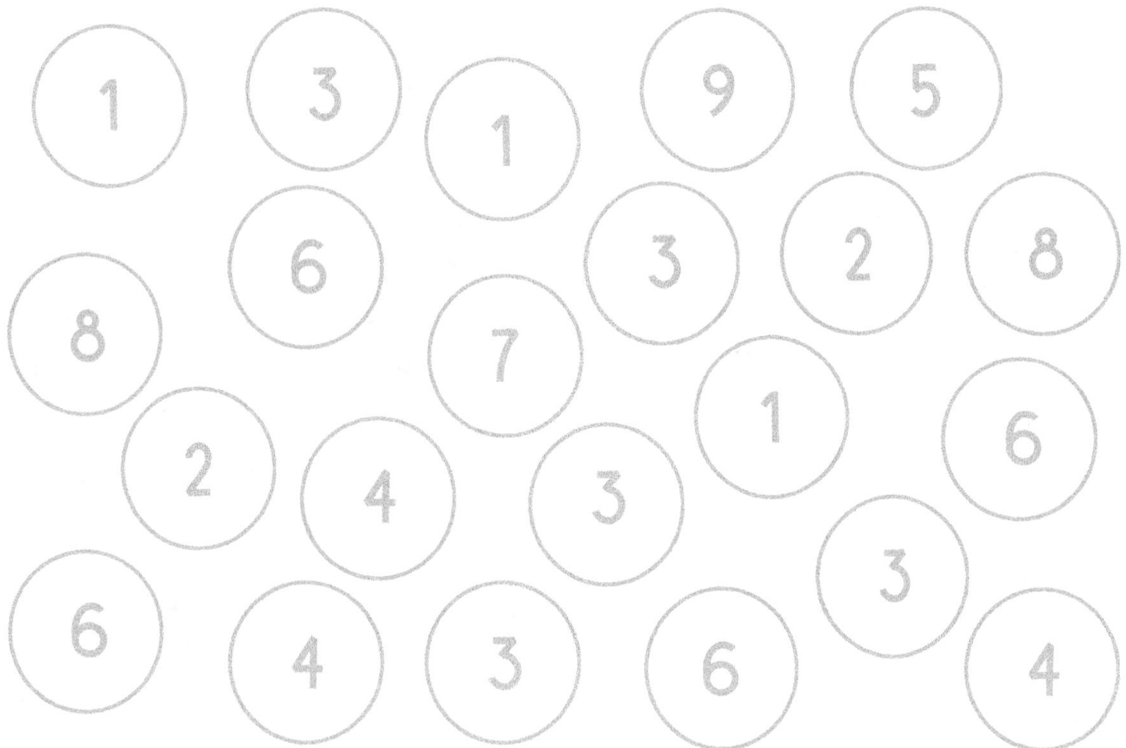

Setzen Sie ein Häkchen im Kreis für das Kästchen mit 6 Paprika.

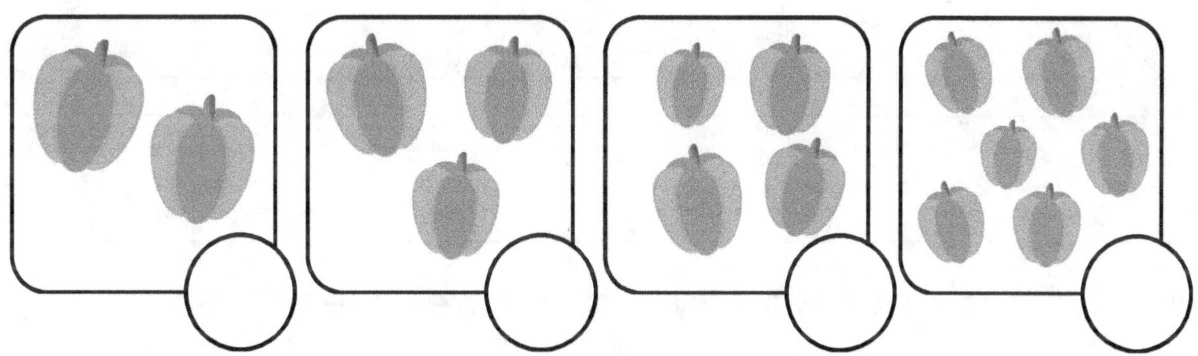

Färben Sie sechs Paprika ein.

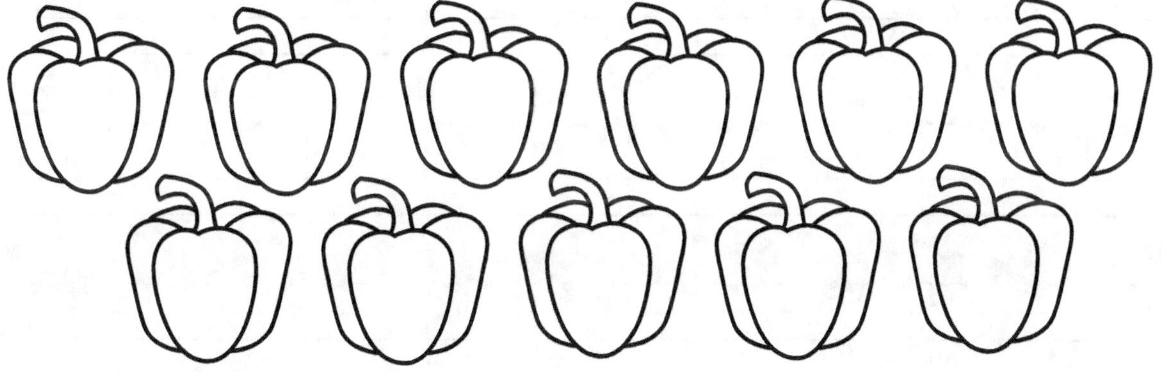

Wie man die Zahl 7 nachzeichnet

 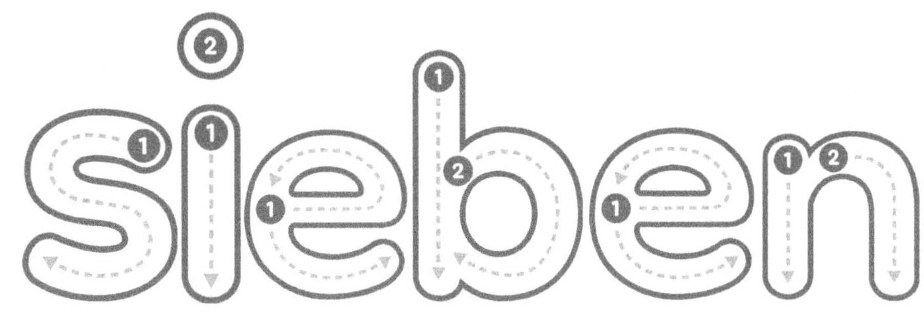

Die Zahl nachzeichnen.

7 7 7 7 7 7 7 7

7 7 7 7 7 7 7 7

7 7 7 7 7 7 7 7

Das Wort 'sieben' nachzeichnen.

sieben sieben sieben

sieben sieben sieben

sieben sieben sieben

Fetten Sie den Kreis für die Zahl 7 ein.

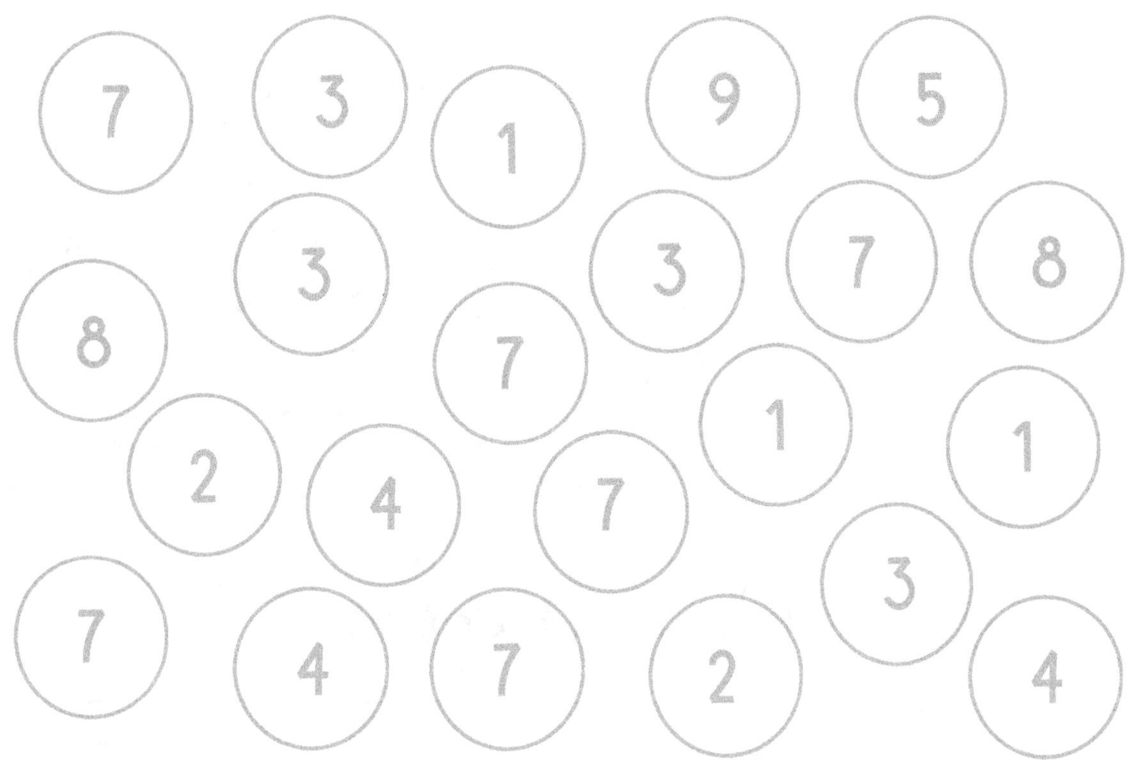

Setzen Sie ein Häkchen im Kreis für das Kästchen mit 7 Crackern.

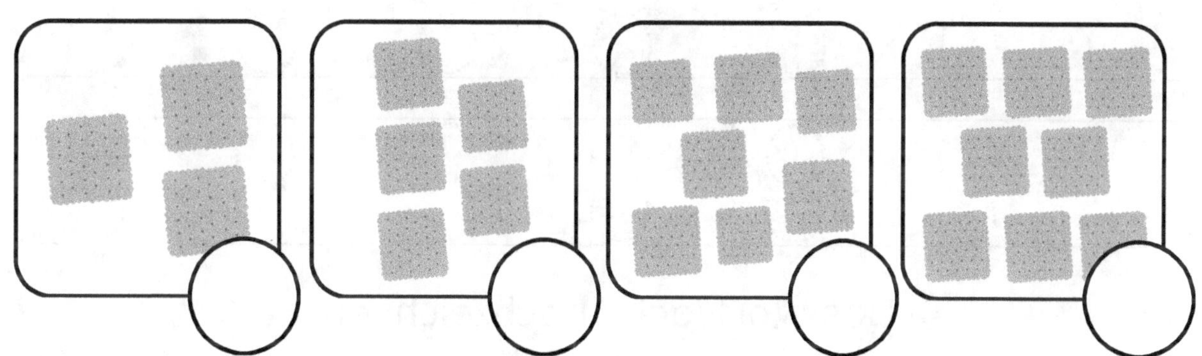

Färben Sie sieben Crackers ein.

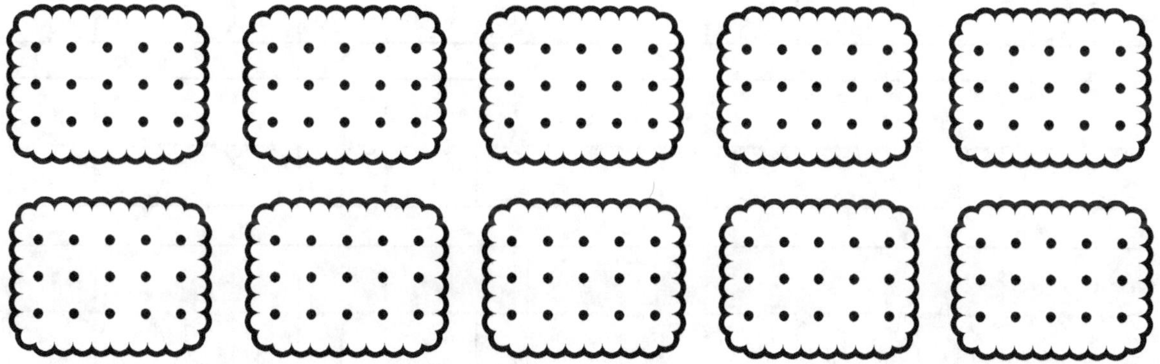

Wie man die Zahl 8 nachzeichnet

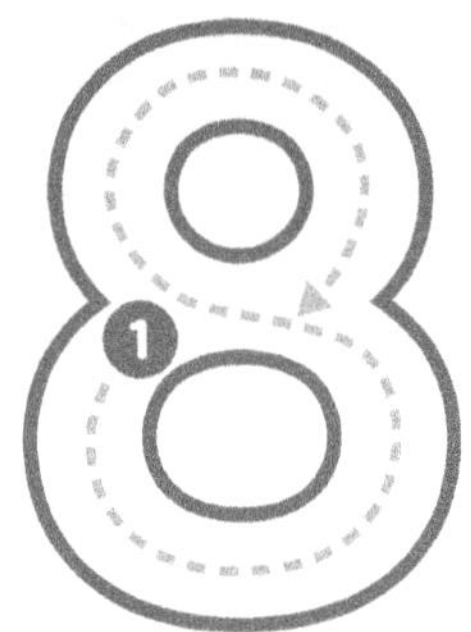 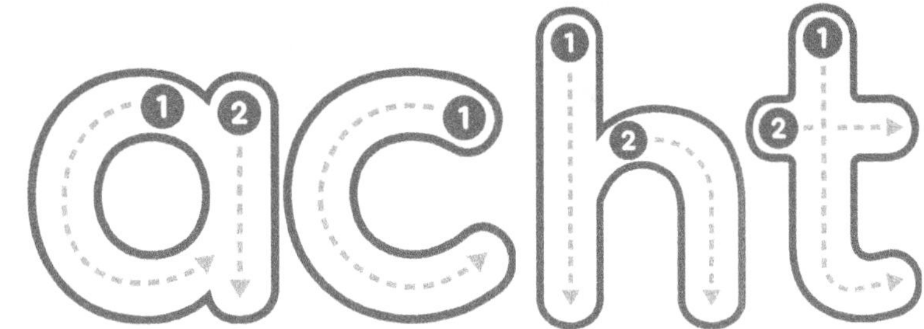

Die Zahl nachzeichnen.

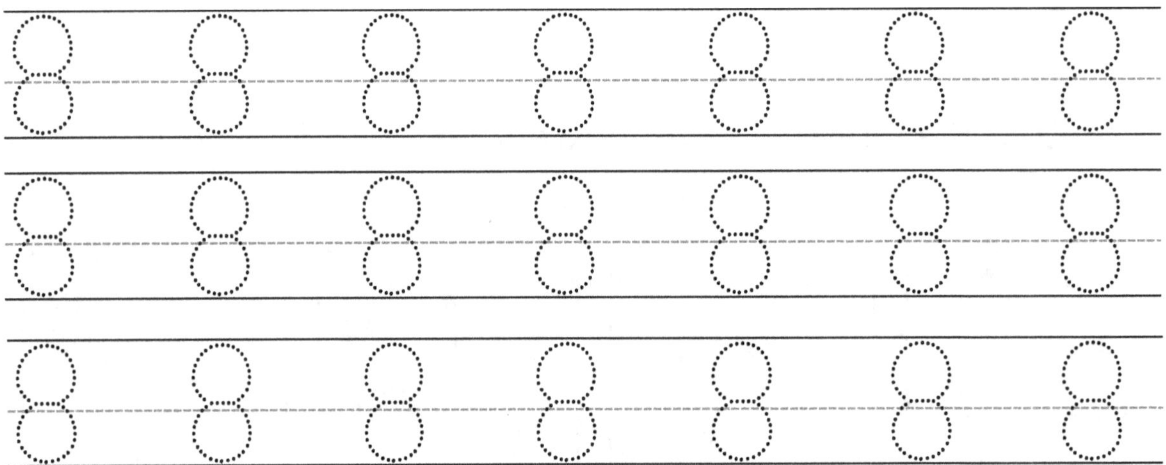

Das Wort 'acht' nachzeichnen.

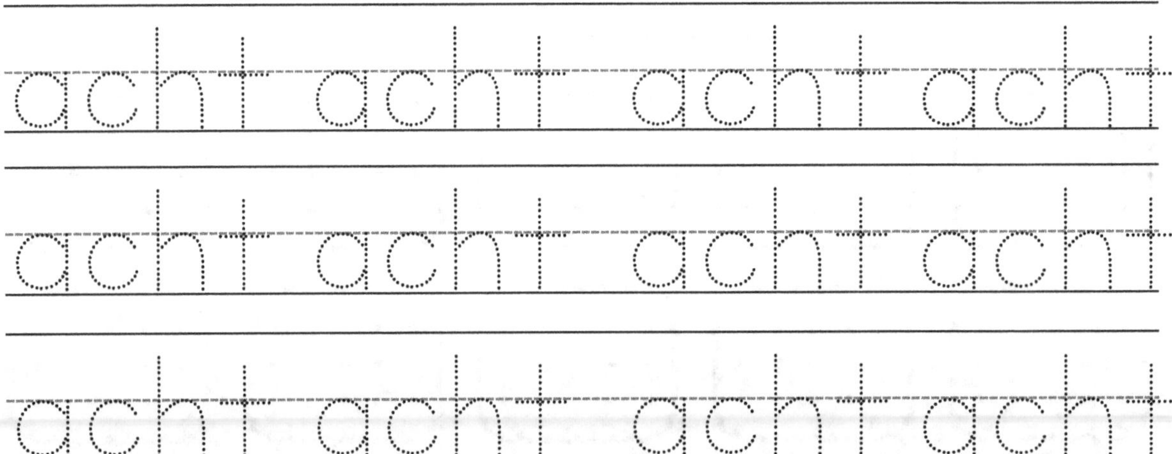

Fetten Sie den Kreis für die Zahl 8 ein.

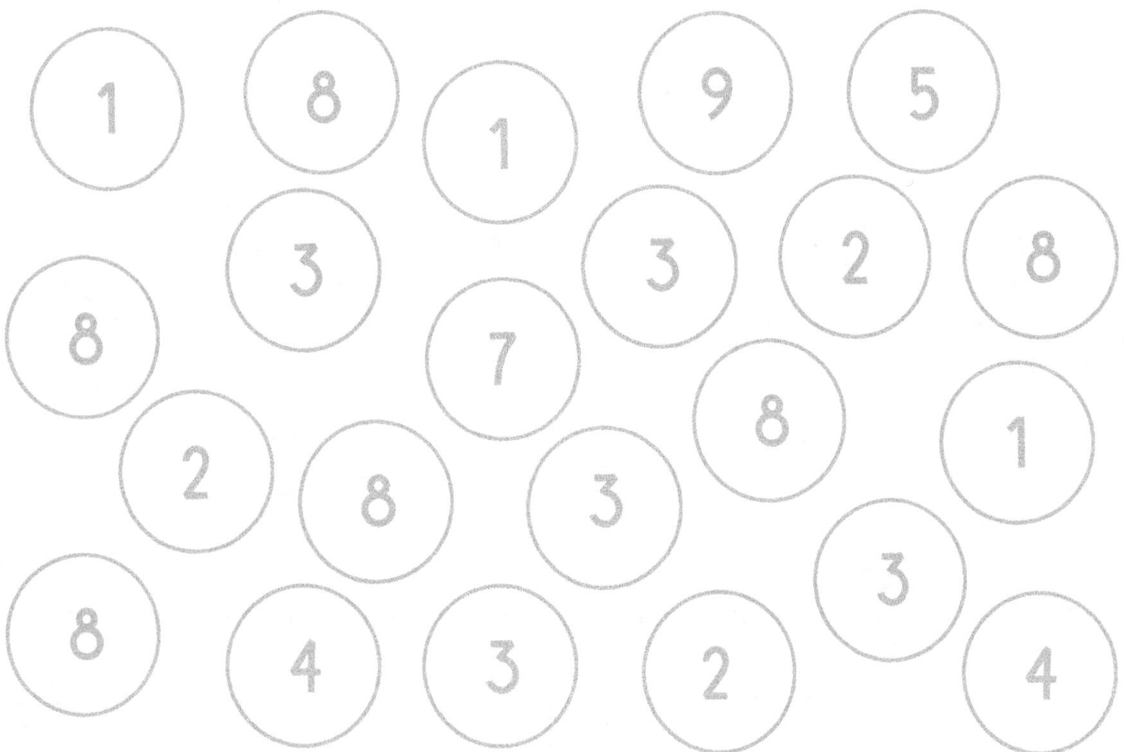

Setzen Sie ein Häkchen im Kreis für das Kästchen mit 8 Ingwerfiguren.

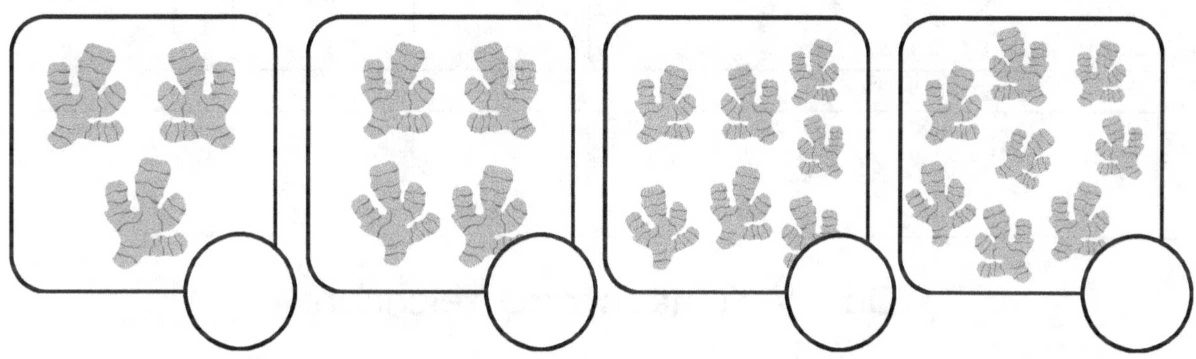

Färben Sie acht Ingwerfiguren ein.

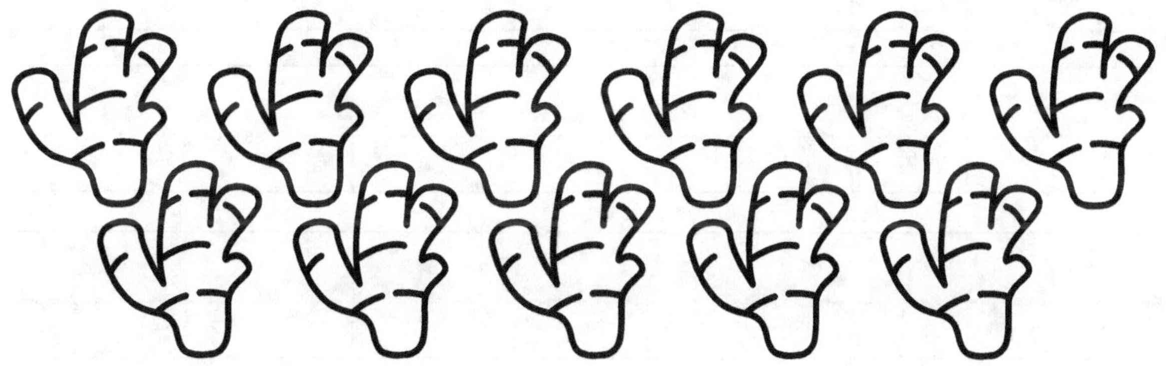

Wie man die Zahl 9 nachzeichnet

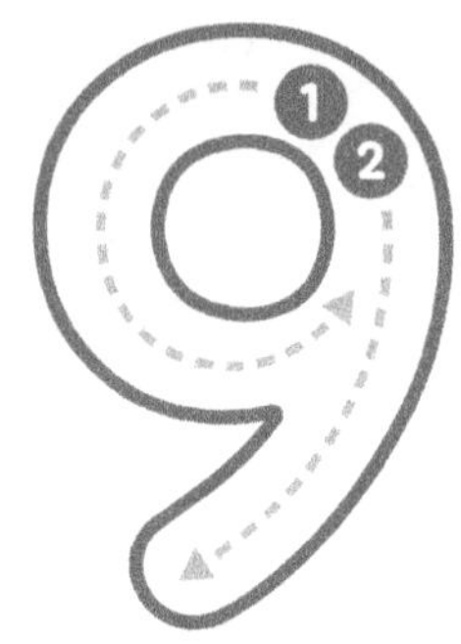
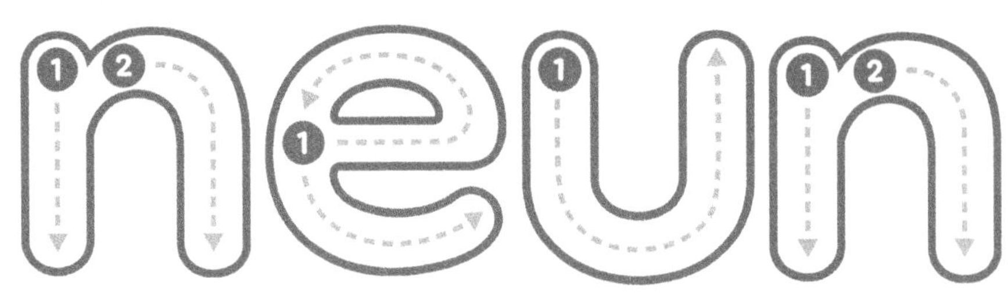

Die Zahl nachzeichnen.

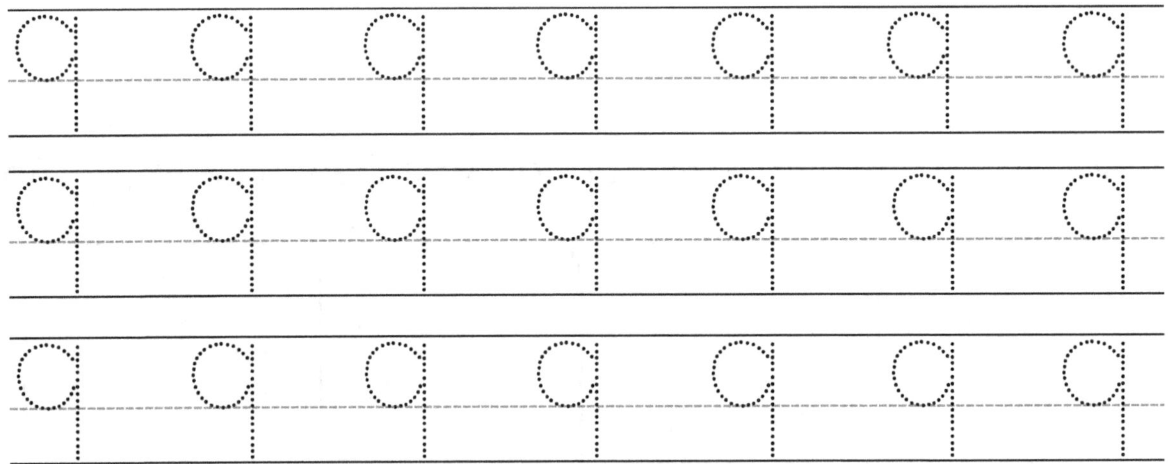

Das Wort 'neun' nachzeichnen.

neun neun neun neun

neun neun neun neun

neun neun neun neun

Fetten Sie den Kreis für die Zahl 9 ein.

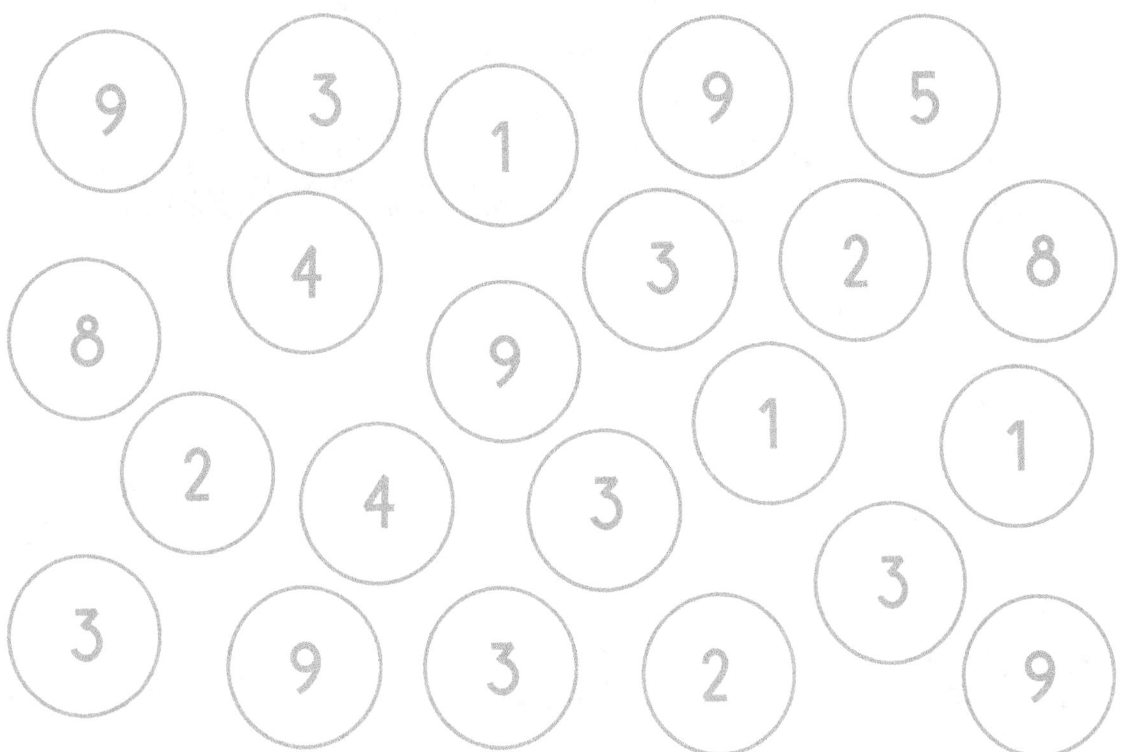

Setzen Sie ein Häkchen im Kreis für das Kästchen mit 9 Tomaten

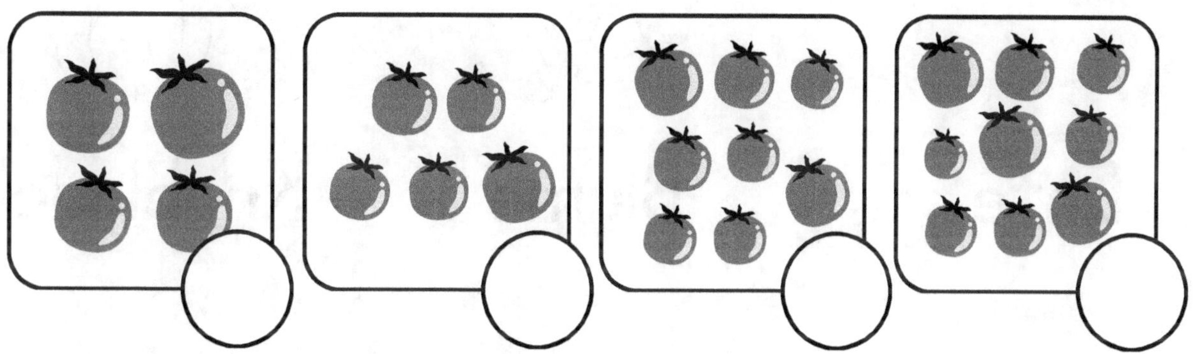

Färben Sie neun Tomaten ein.

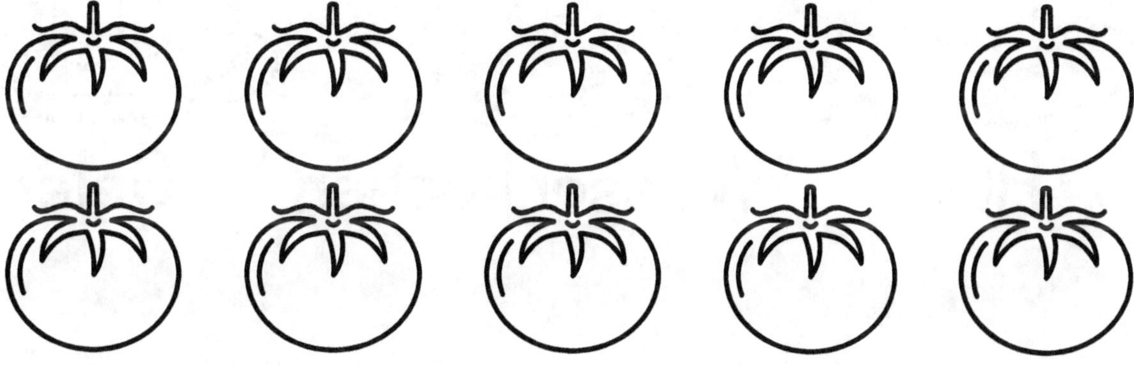

Wörter nachzeichnen

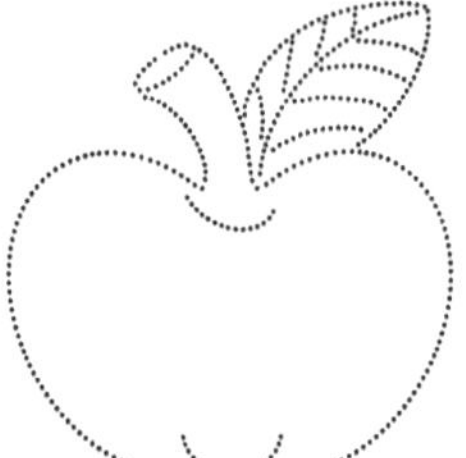

Apfel

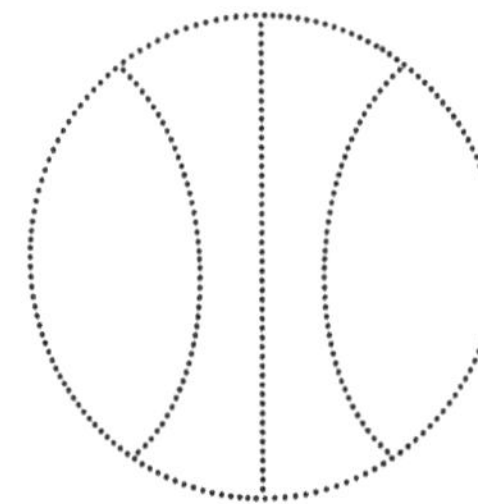

Ball

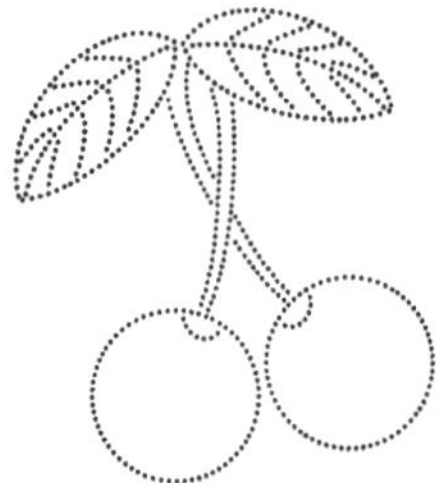

Kirschen

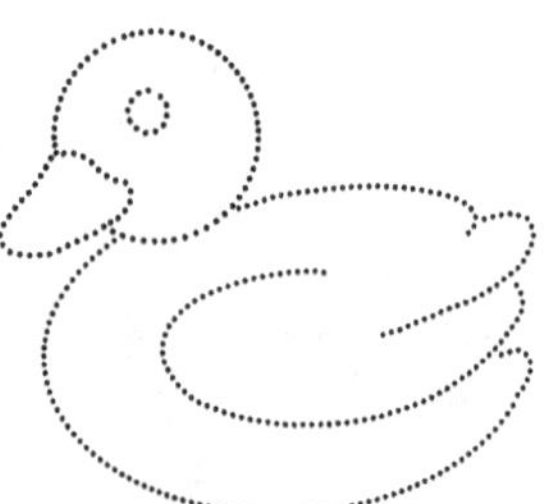

Ente

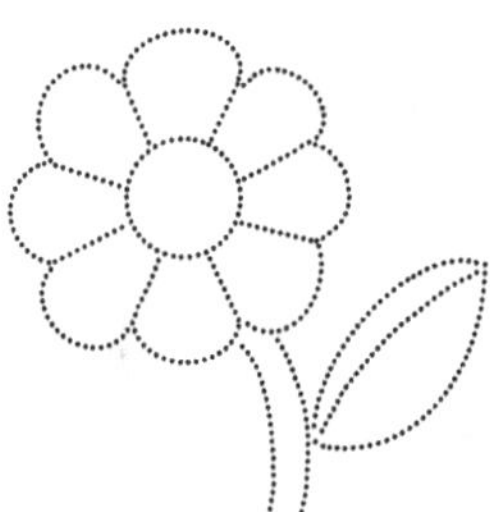

Blume

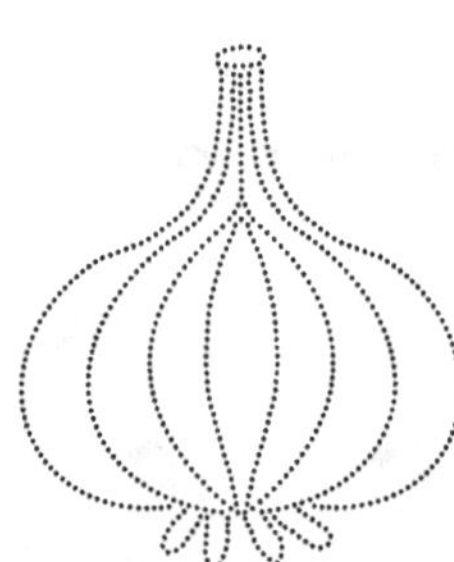

Knoblauch

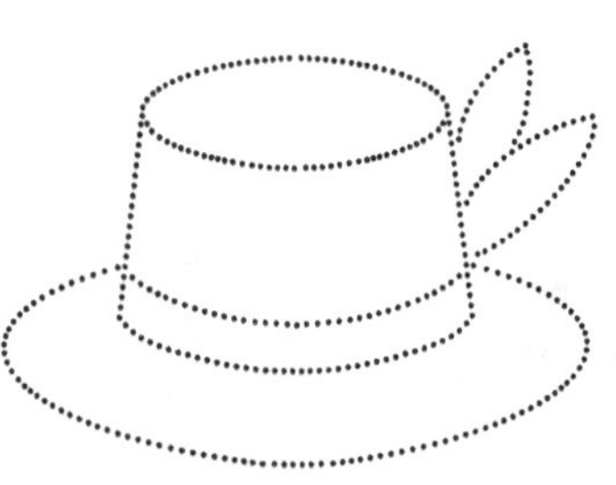

Hut

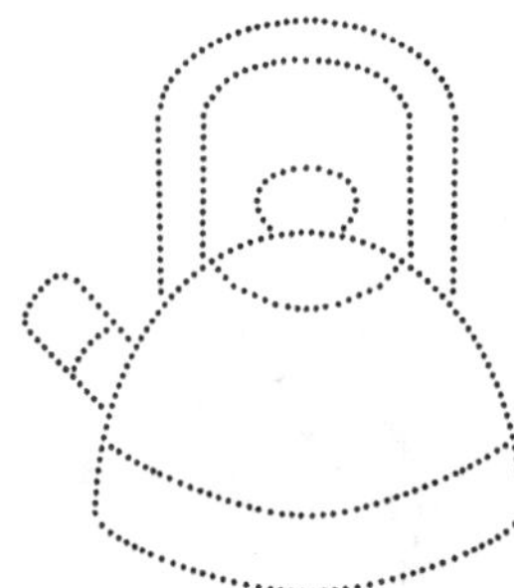

Wasserkocher

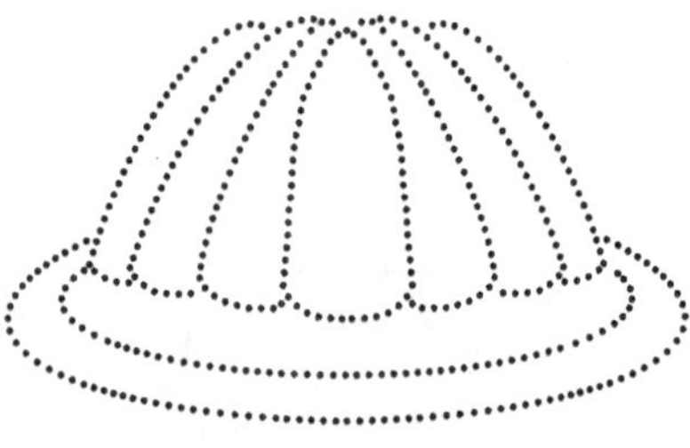

Gelee

Apfel

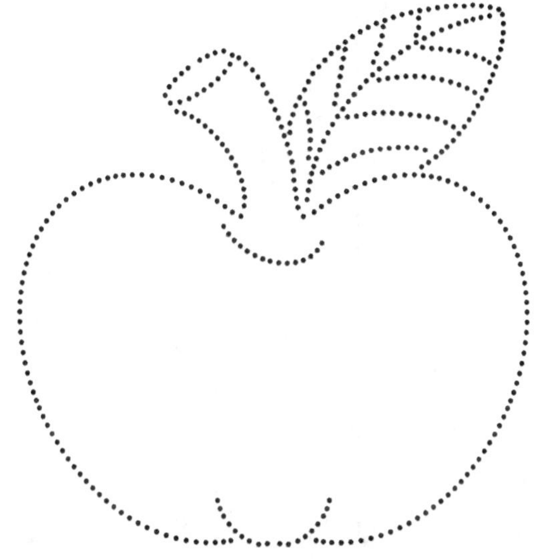

Apfel Apfel Apfel

Apfel Apfel Apfel

Apfel Apfel Apfel

Apfel Apfel Apfel

Apfel Apfel Apfel

Ball

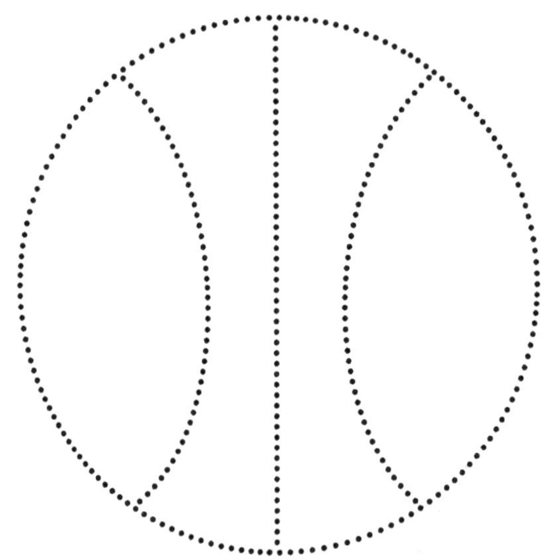

Ball Ball Ball Ball

Ball Ball Ball Ball

Ball Ball Ball Ball

Ball Ball Ball Ball

Ball Ball Ball Ball

__Kirschen__

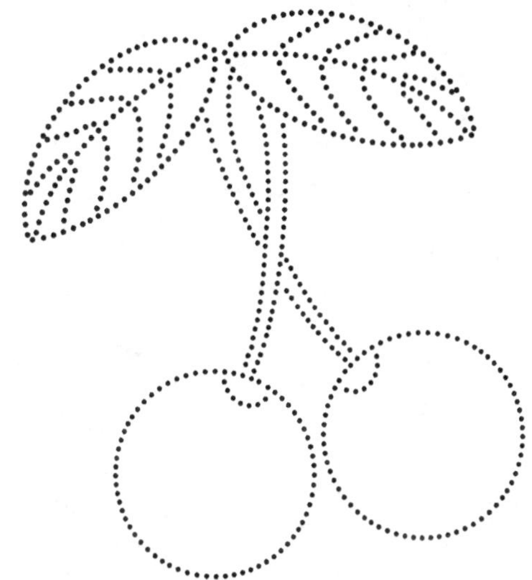

Kirschen Kirschen

Kirschen Kirschen

Kirschen Kirschen

Kirschen Kirschen

Kirschen Kirschen

Ente

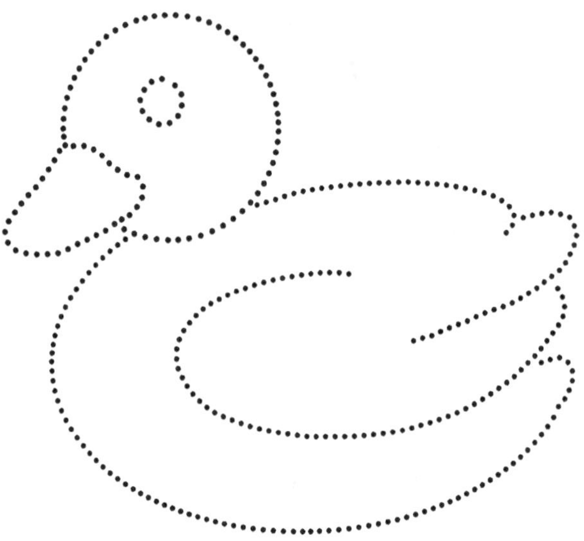

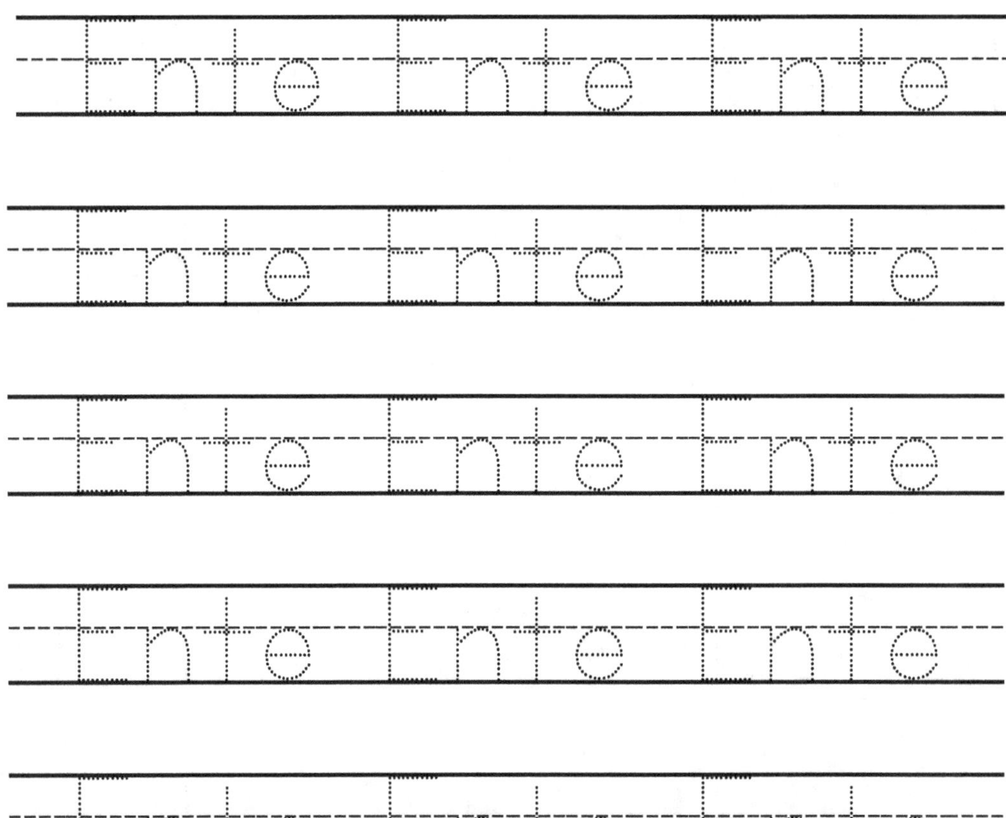

Ente Ente Ente

Ente Ente Ente

Ente Ente Ente

Ente Ente Ente

Ente Ente Ente

acht

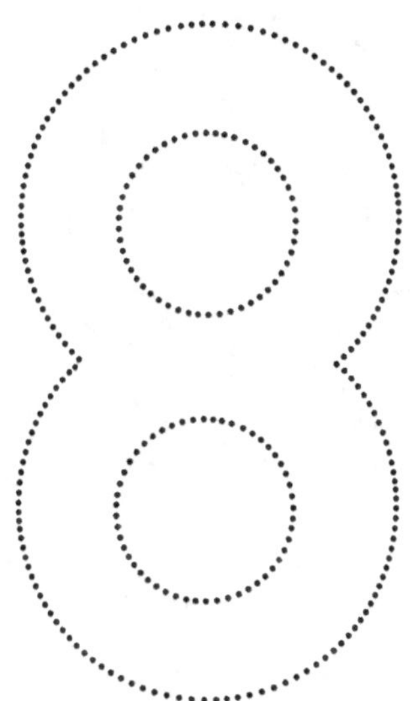

acht acht acht
acht acht acht
acht acht acht
acht acht acht
acht acht acht

Name:
datum:

Blume

Blume Blume Blume
Blume Blume Blume
Blume Blume Blume
Blume Blume Blume
Blume Blume Blume

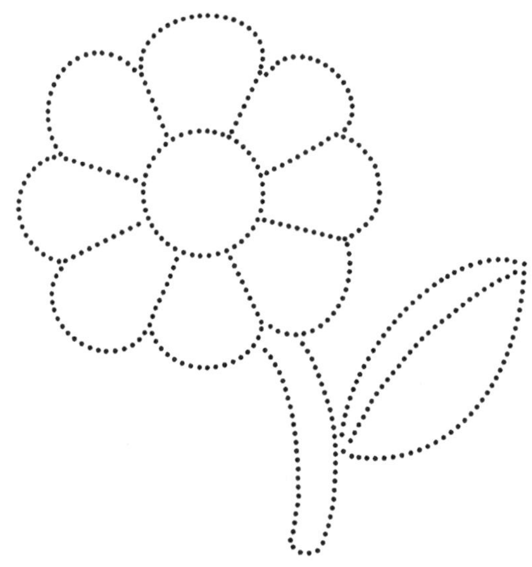

Knoblauch

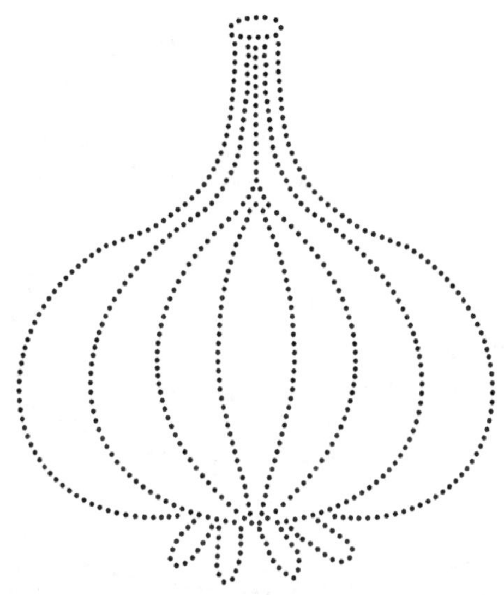

Knoblauch Knoblauch

Knoblauch Knoblauch

Knoblauch Knoblauch

Knoblauch Knoblauch

Knoblauch Knoblauch

Hut

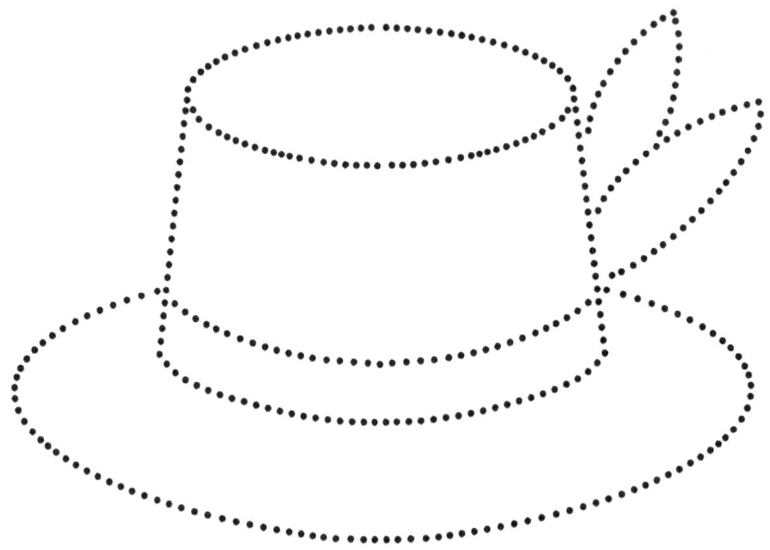

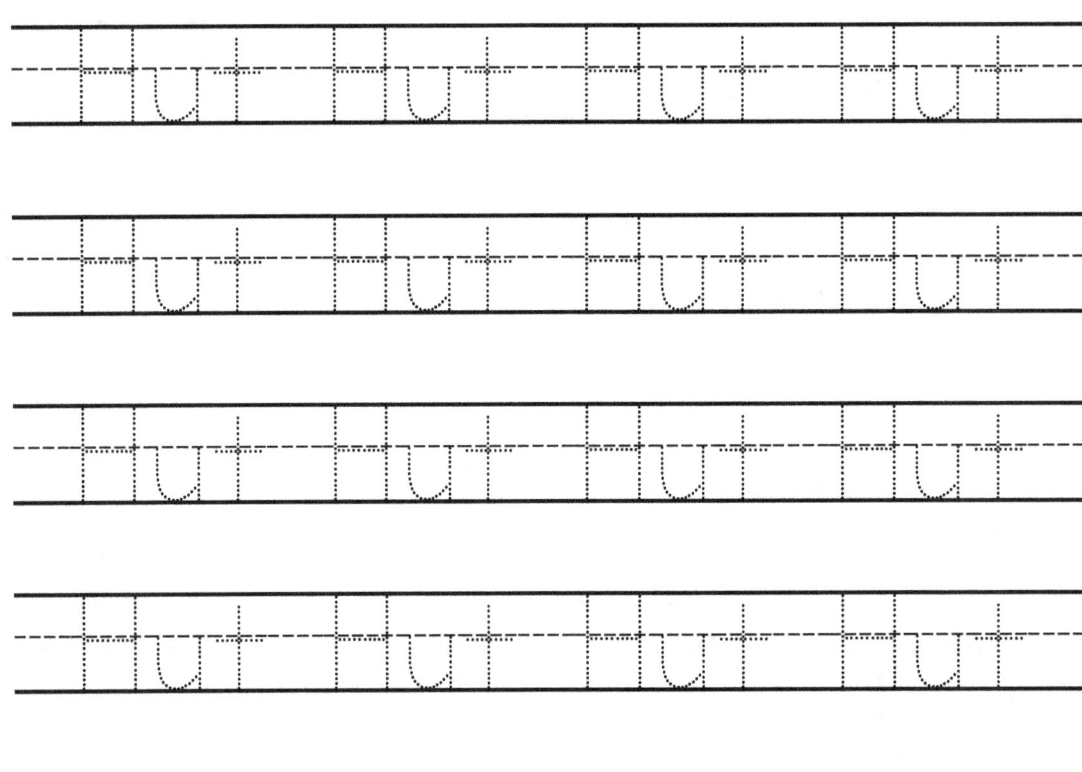

Eiscreme

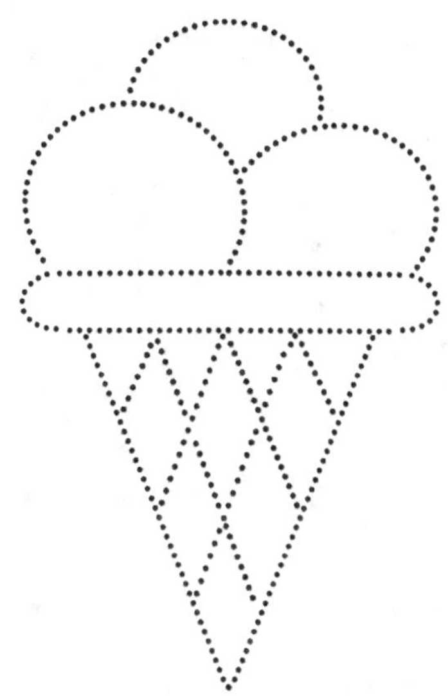

Eiscreme Eiscreme

Eiscreme Eiscreme

Eiscreme Eiscreme

Eiscreme Eiscreme

Eiscreme Eiscreme

Gelee

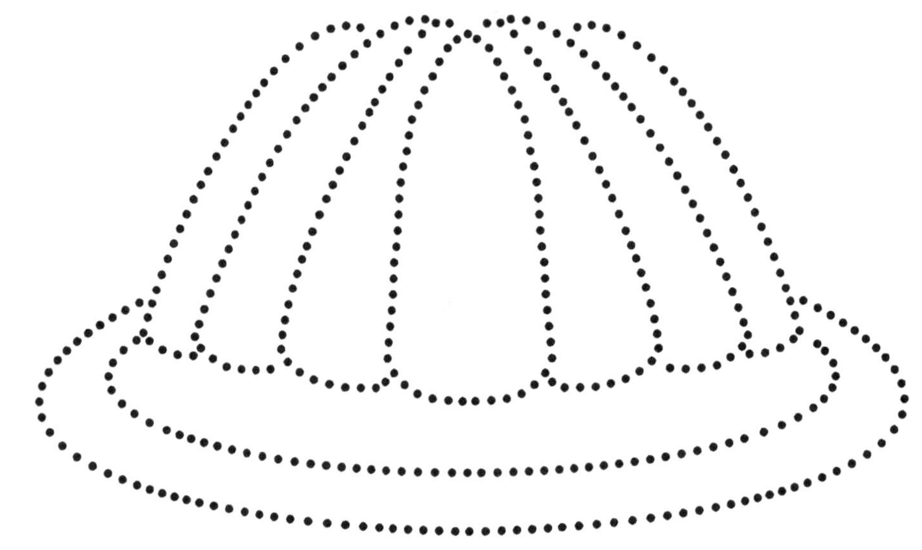

Gelee Gelee Gelee

Gelee Gelee Gelee

Gelee Gelee Gelee

Gelee Gelee Gelee

Gelee Gelee Gelee

Name: _______________   datum: _______________

<u>Wasserkocher</u>

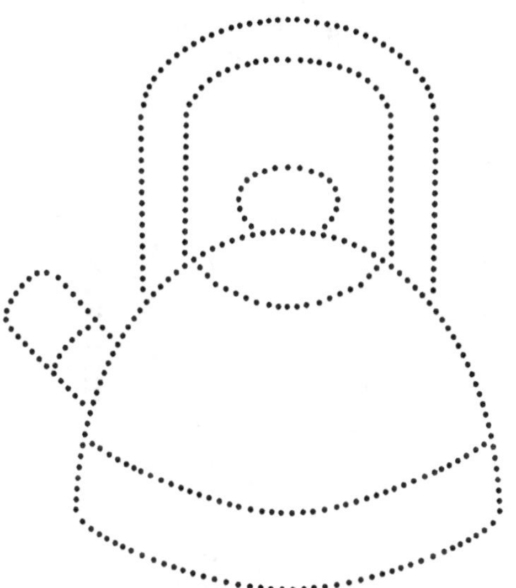

Wasserkocher

Wasserkocher

Wasserkocher

Wasserkocher

Wasserkocher

Lampe

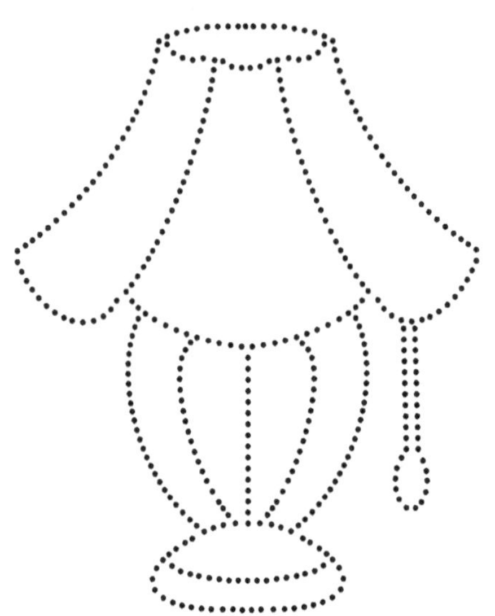

Lampe Lampe Lampe

Lampe Lampe Lampe

Lampe Lampe Lampe

Lampe Lampe Lampe

Lampe Lampe Lampe

Mango

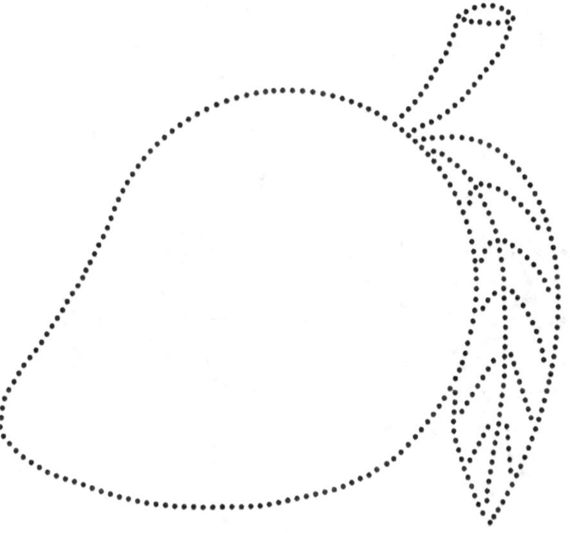

Mango Mango Mango

Mango Mango Mango

Mango Mango Mango

Mango Mango Mango

Mango Mango Mango

Nest

Nest Nest Nest

Nest Nest Nest

Nest Nest Nest

Nest Nest Nest

Nest Nest Nest

Orange

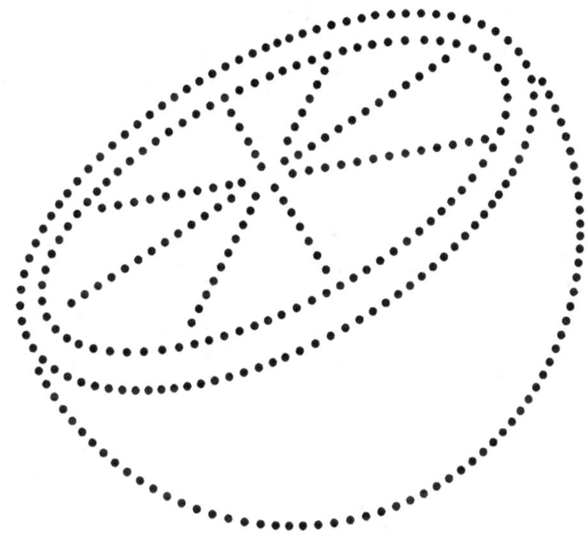

Orange   Orange

Orange   Orange

Orange   Orange

Orange   Orange

Orange   Orange

Name: ___________________ datum: ___________________

<u>Kürbis</u>

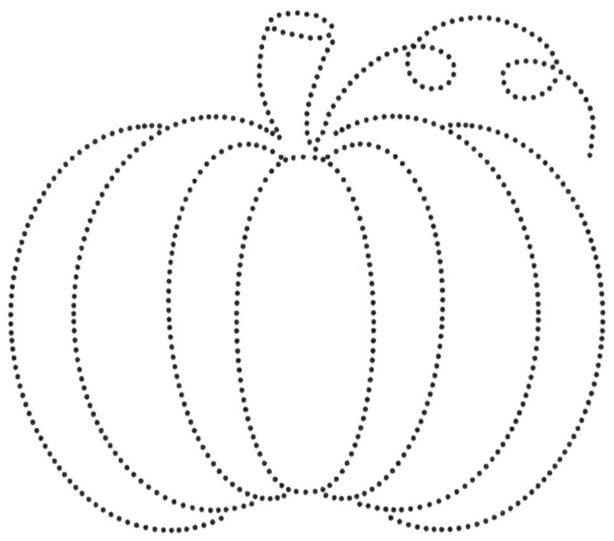

Kürbis Kürbis Kürbis

Kürbis Kürbis Kürbis

Kürbis Kürbis Kürbis

Kürbis Kürbis Kürbis

Kürbis Kürbis Kürbis

Feder

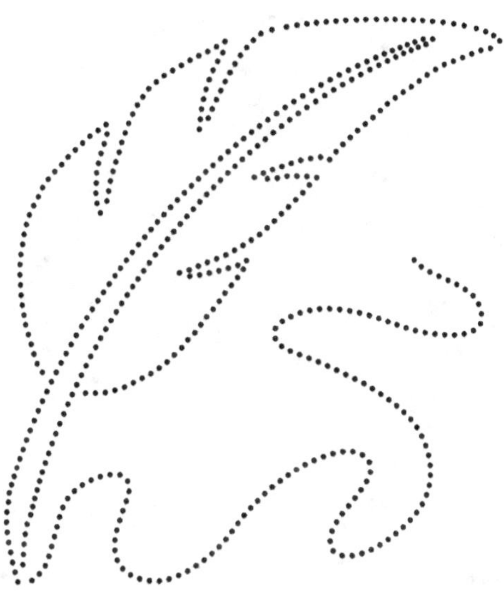

Feder Feder Feder

Feder Feder Feder

Feder Feder Feder

Feder Feder Feder

Feder Feder Feder

Name: ________________ datum: ________________

Regenbogen

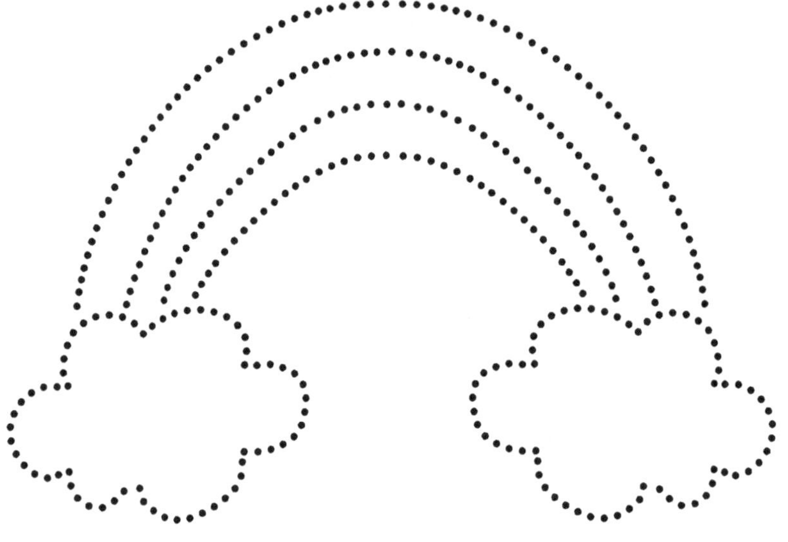

Regenbogen

Regenbogen

Regenbogen

Regenbogen

Regenbogen

Socken

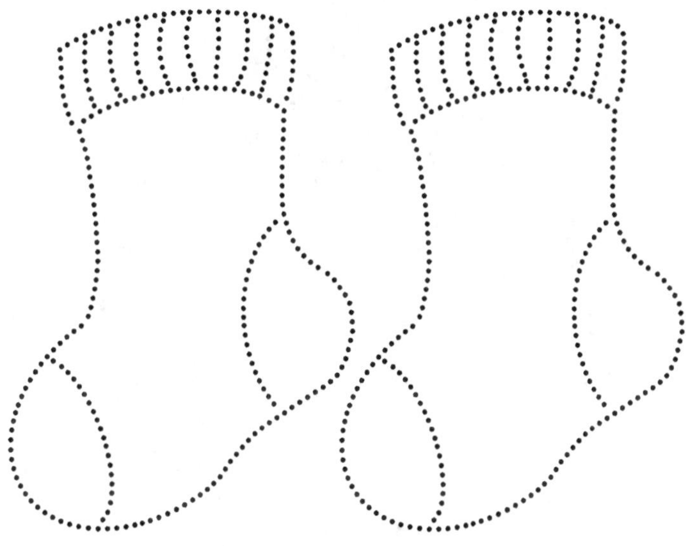

Socken Socken Socken

Socken Socken Socken

Socken Socken Socken

Socken Socken Socken

Socken Socken Socken

Tomate

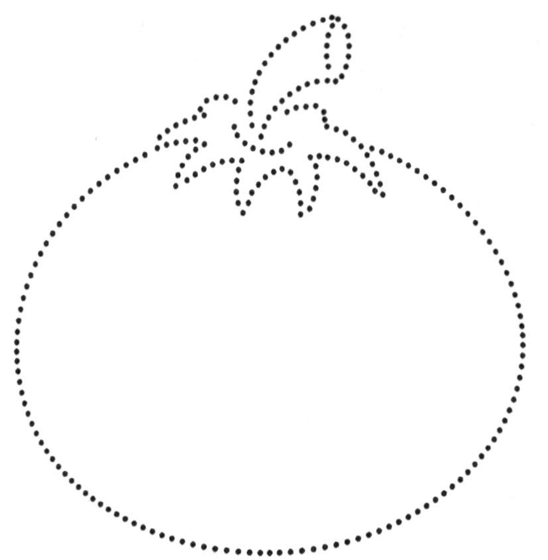

Tomate Tomate

Tomate Tomate

Tomate Tomate

Tomate Tomate

Tomate Tomate

Regenschirm

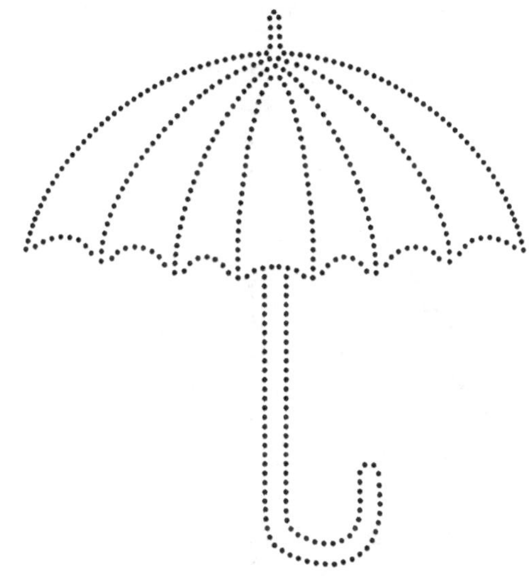

Regenschirm

Regenschirm

Regenschirm

Regenschirm

Regenschirm

Name: _______________   datum: _______________

Vase

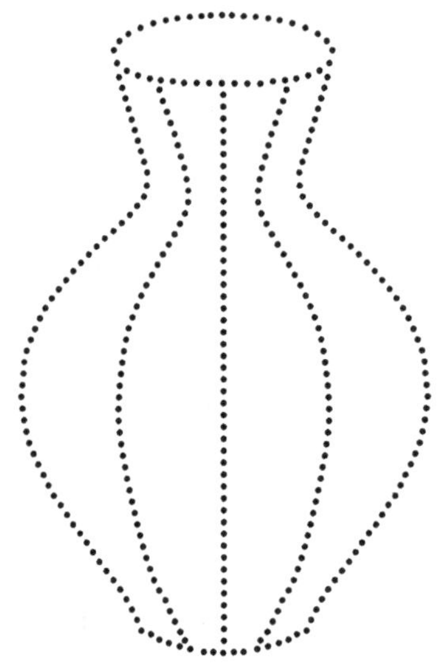

Vase Vase Vase

Vase Vase Vase

Vase Vase Vase

Vase Vase Vase

Vase Vase Vase

Wassermelone

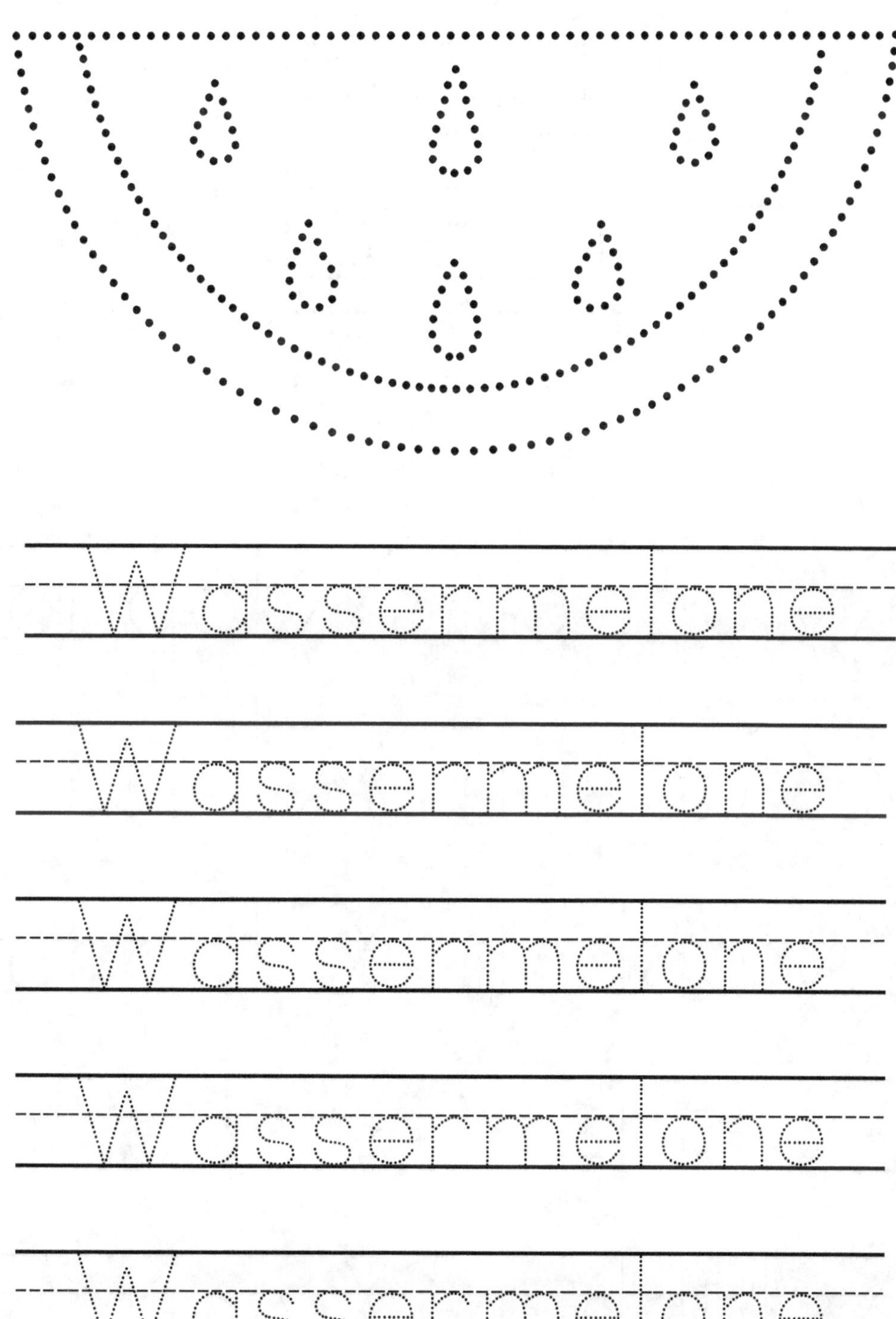

Wassermelone

Wassermelone

Wassermelone

Wassermelone

Wassermelone

Xylophon

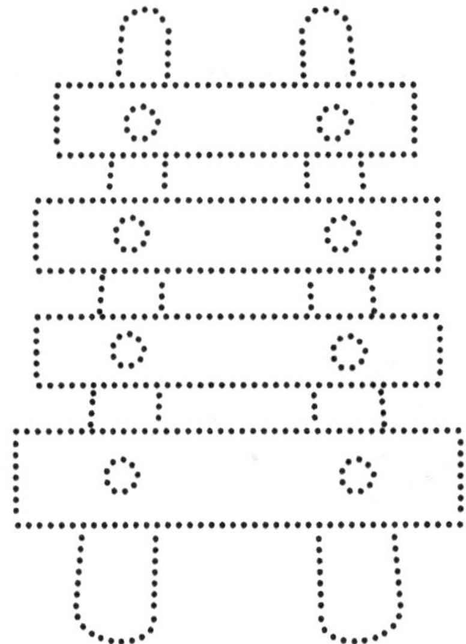

Xylophon Xylophon

Xylophon Xylophon

Xylophon Xylophon

Xylophon Xylophon

Xylophon Xylophon

Jo-Jo

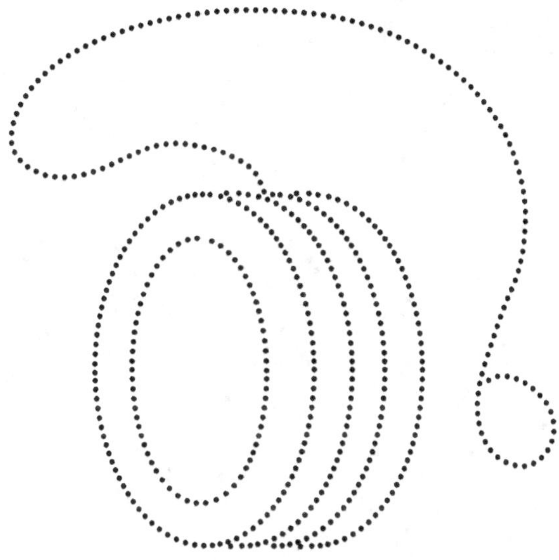

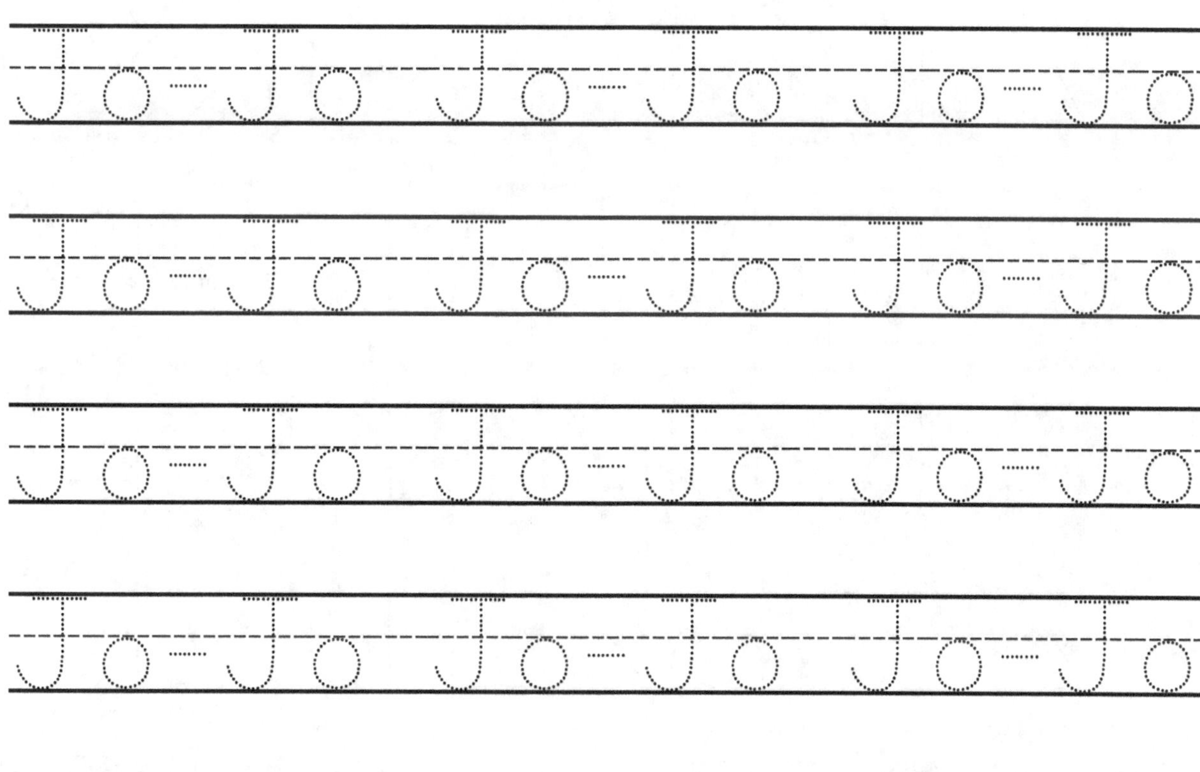

Zickzack

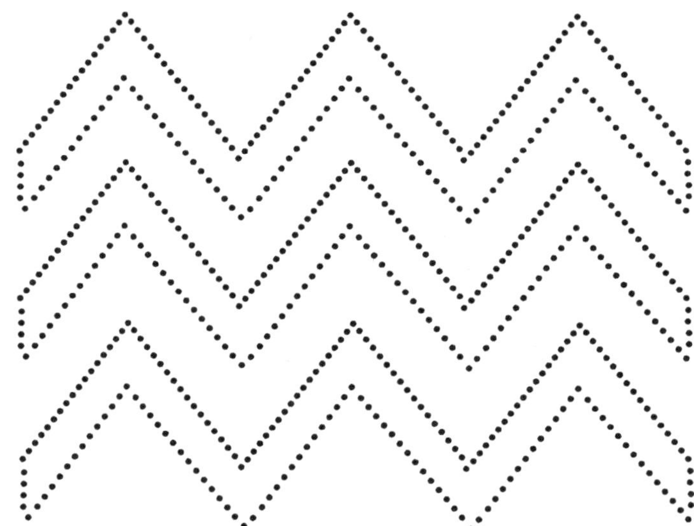

Zickzack Zickzack

Zickzack Zickzack

Zickzack Zickzack

Zickzack Zickzack

Zickzack Zickzack

LINIEN NACHZEICHNEN

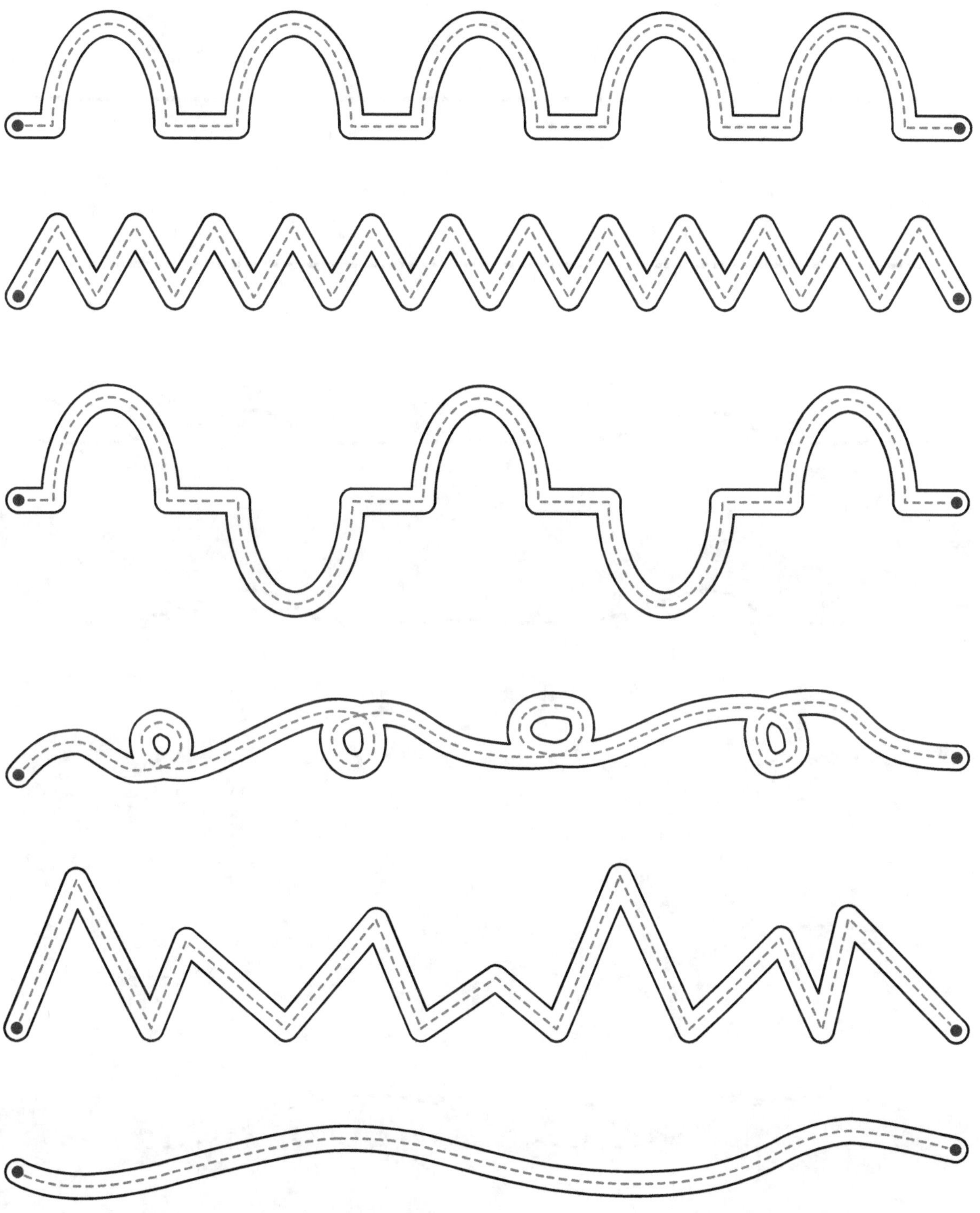

ZEICHNE DIE LINIEN NACH

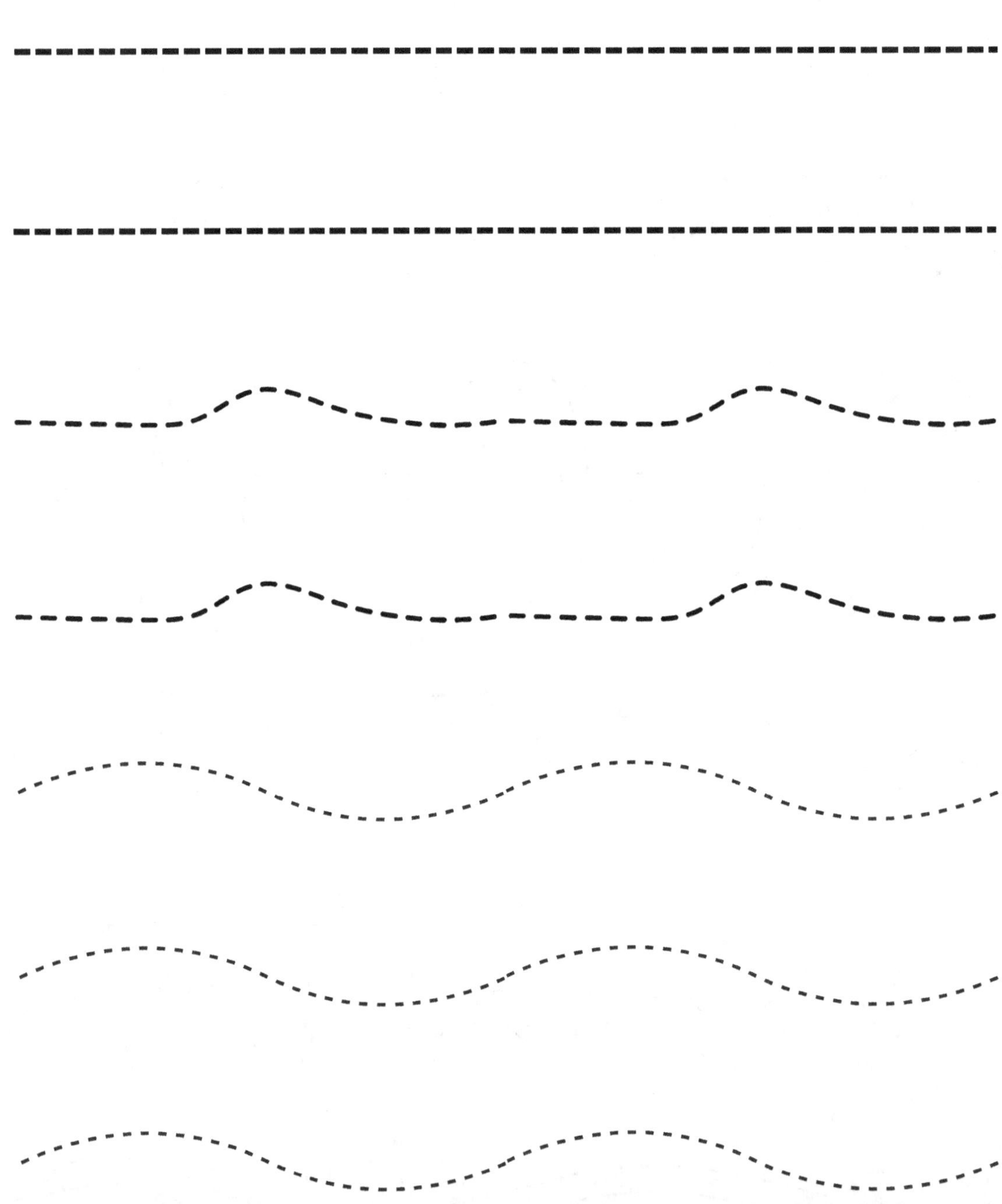

ZEICHNE DIE LINIEN NACH

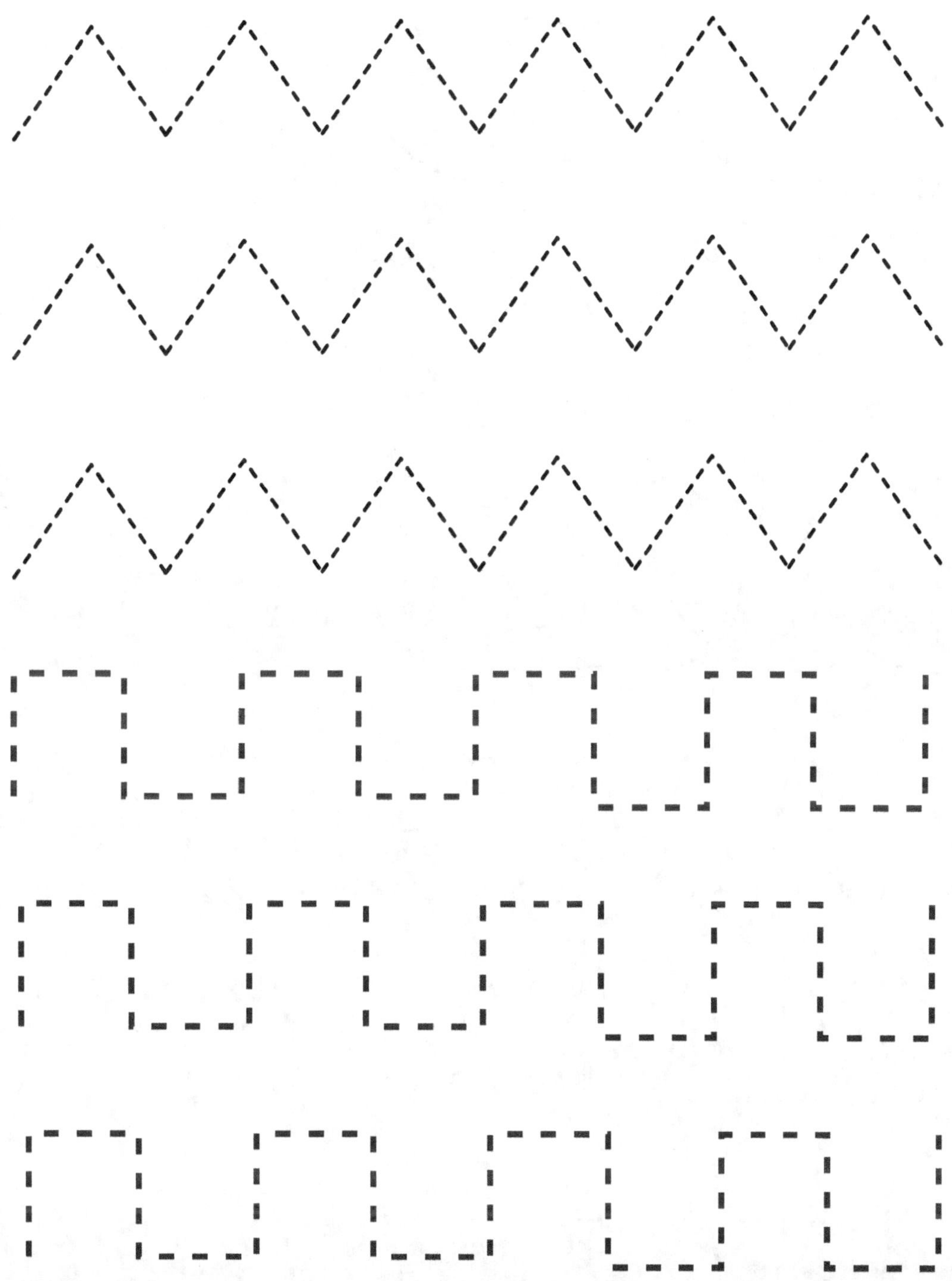

ZEICHNE DIE LINIEN NACH

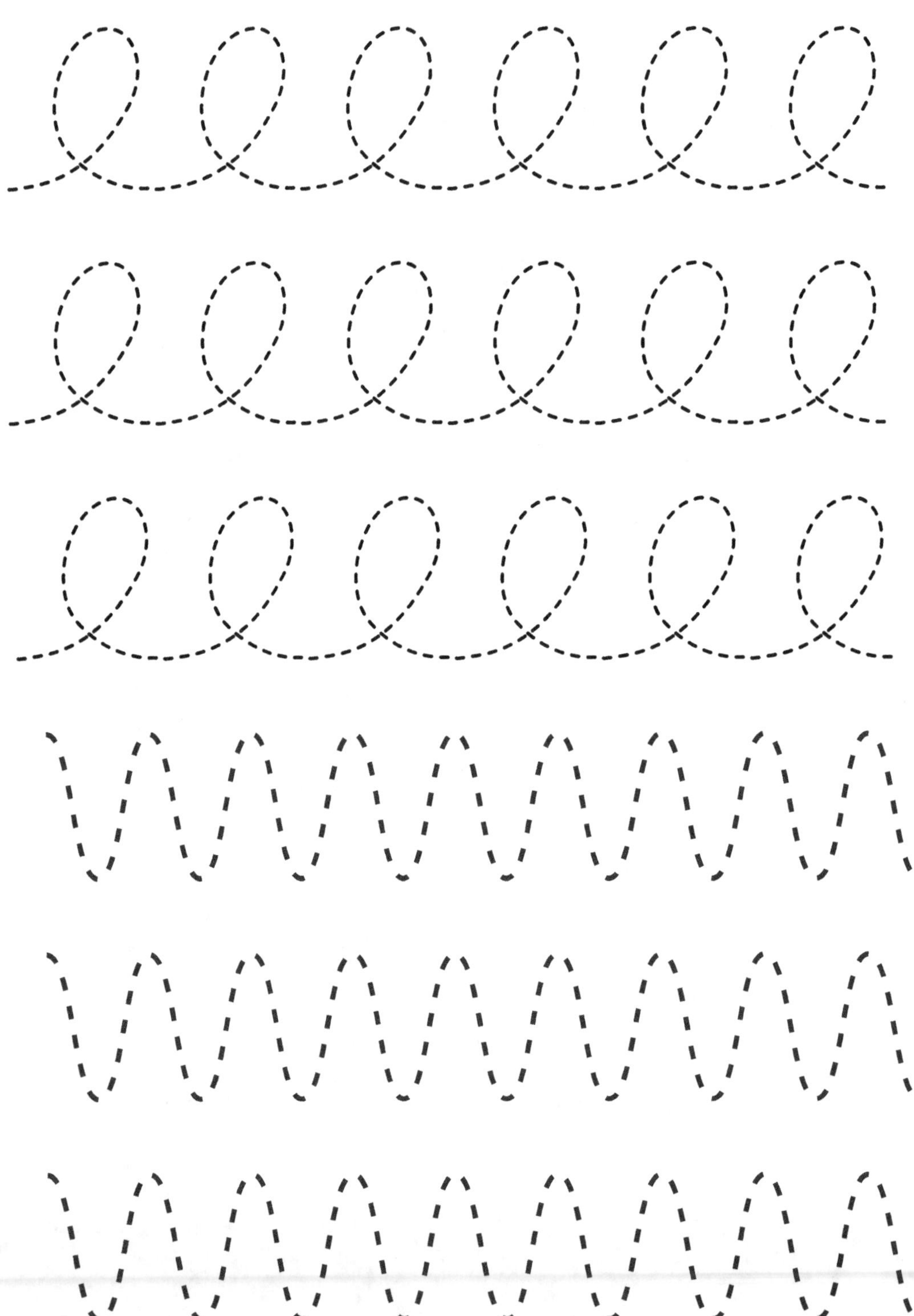

ZEICHNE DIE LINIEN NACH

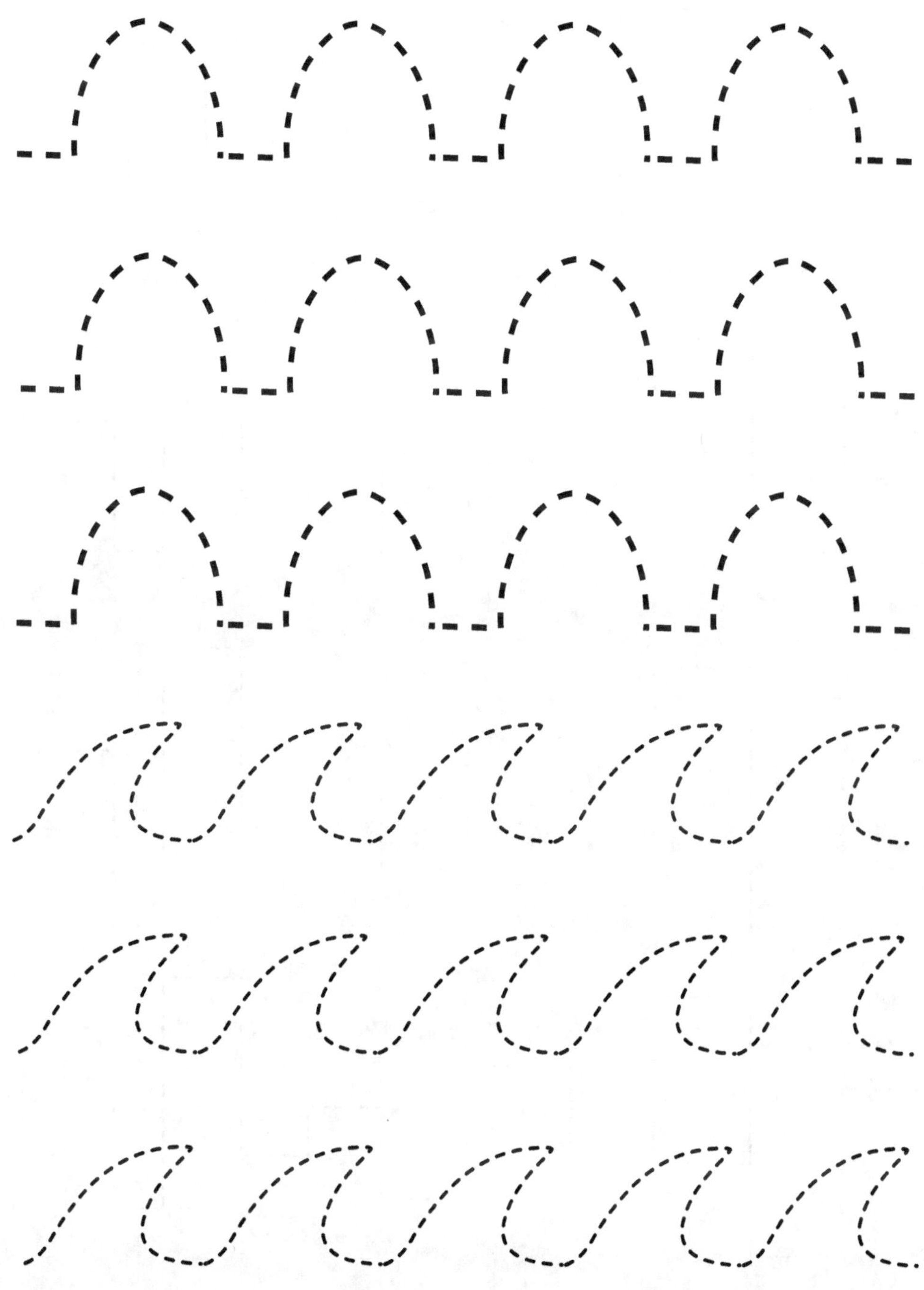

ZEICHNE DIE LINIEN NACH

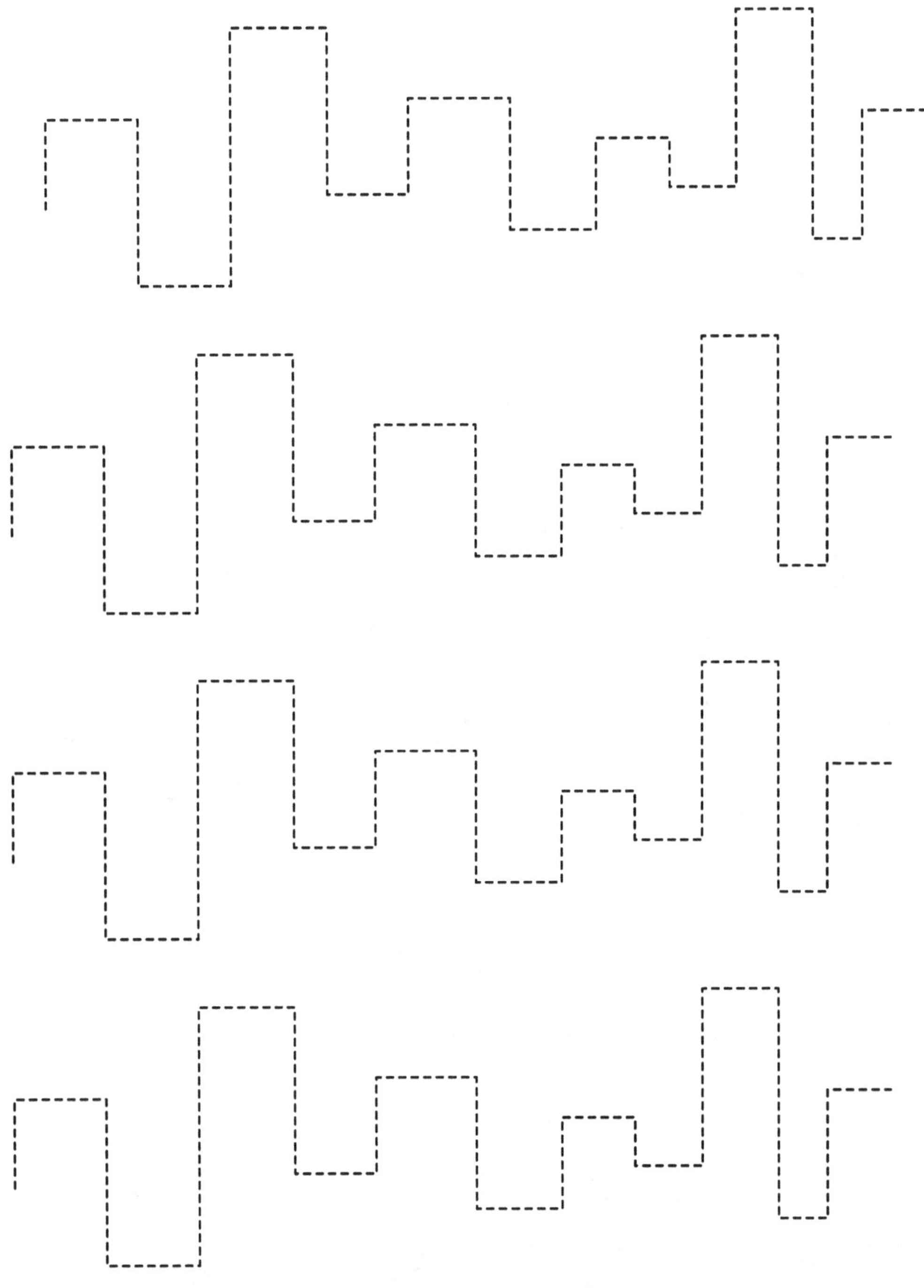

ZEICHNE DIE LINIEN NACH

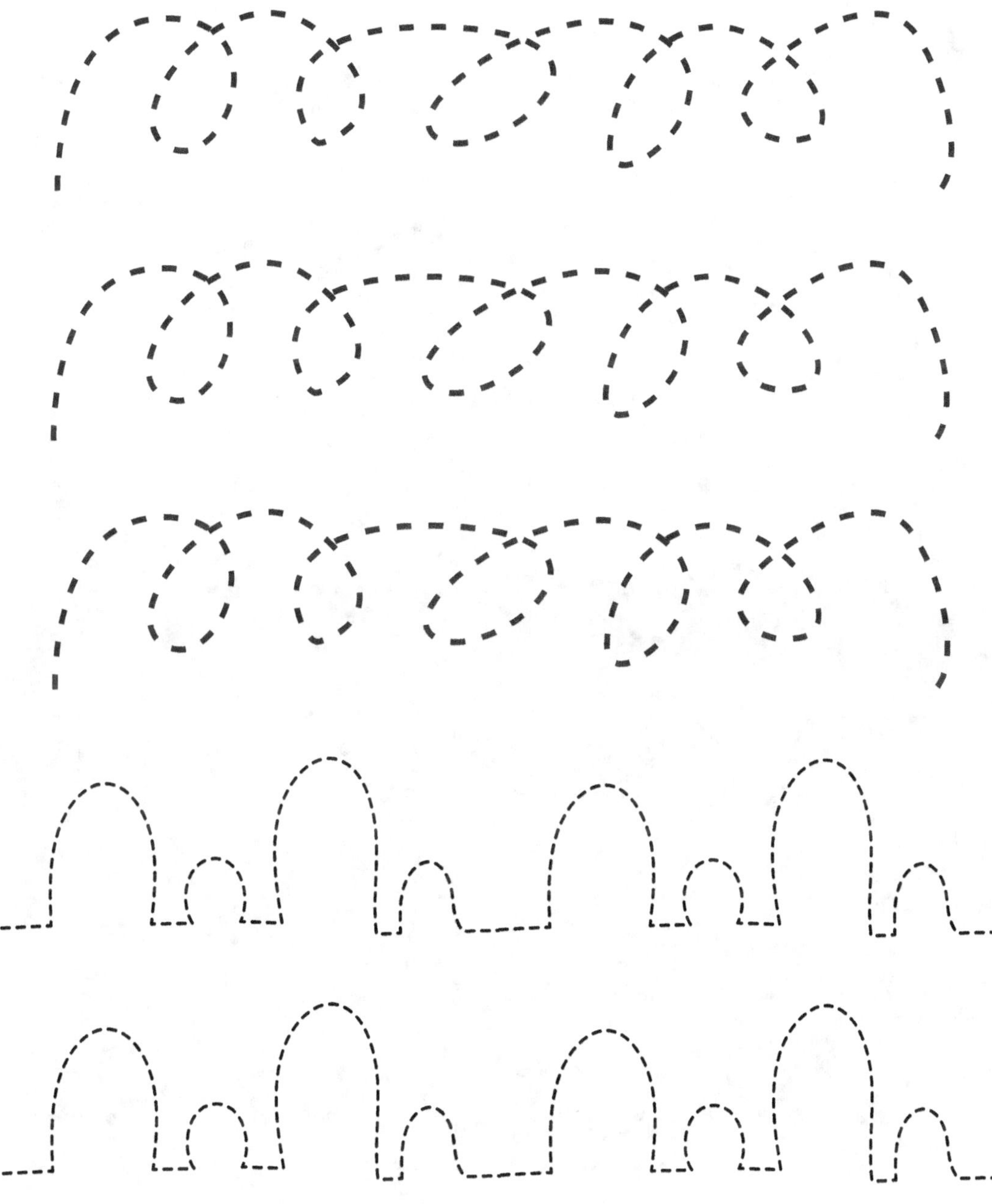

ZEICHNE DIE LINIEN NACH

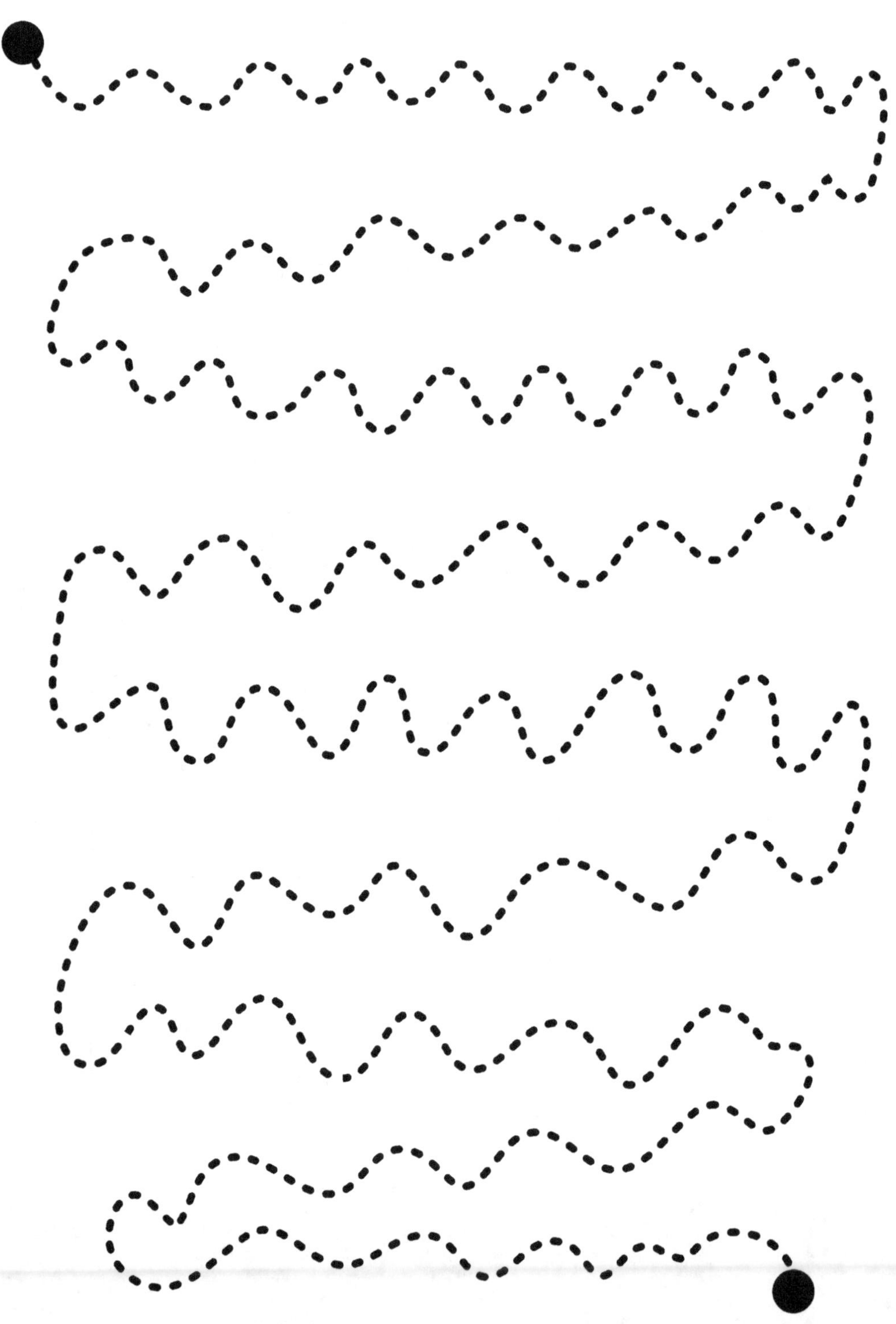

FORMEN NACHZEICHNEN

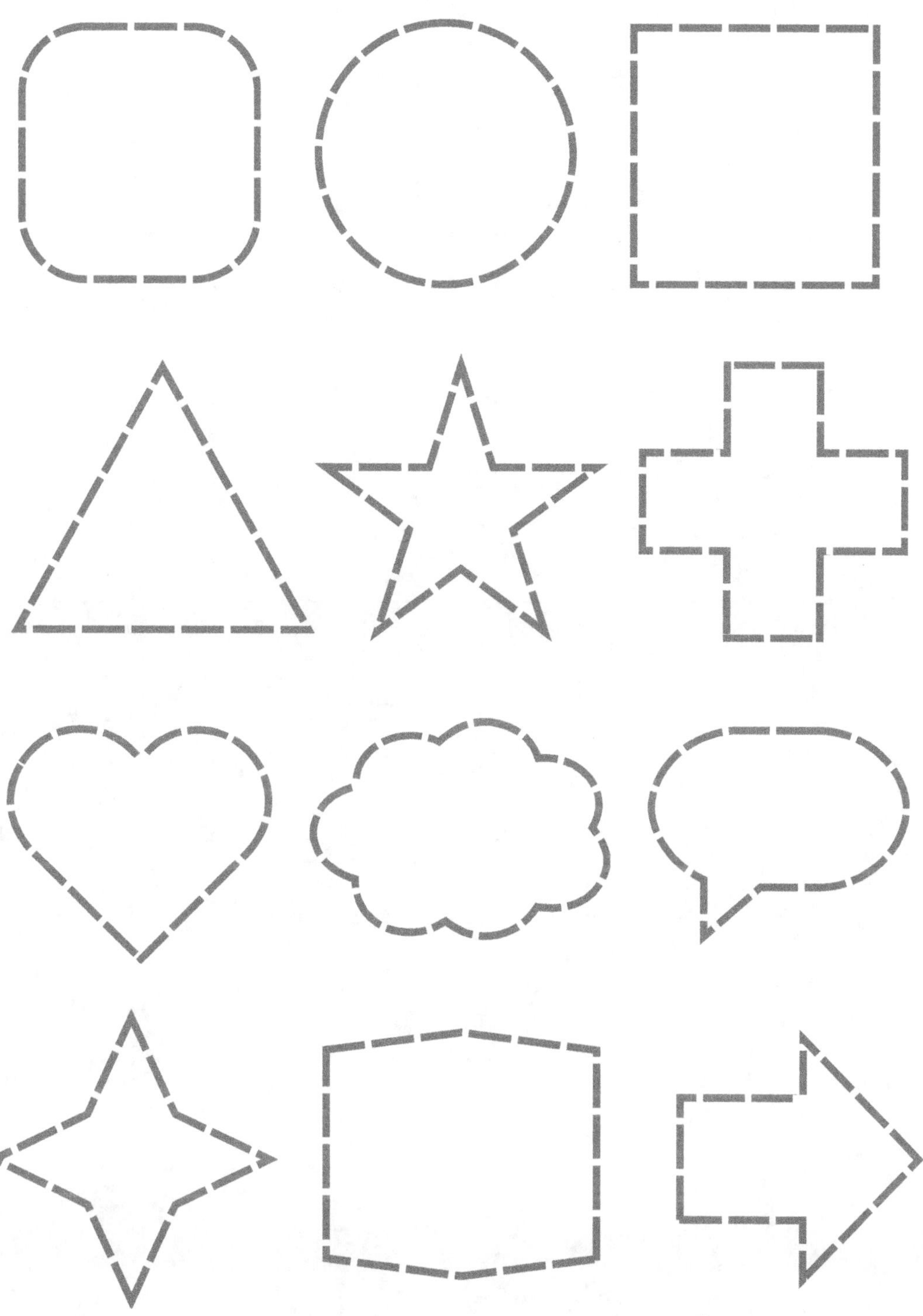

ZEICHNE DIE FORMEN NACH

ZEICHNE DIE FORMEN NACH

Name: datum:

ZEICHNE DIE FORMEN NACH

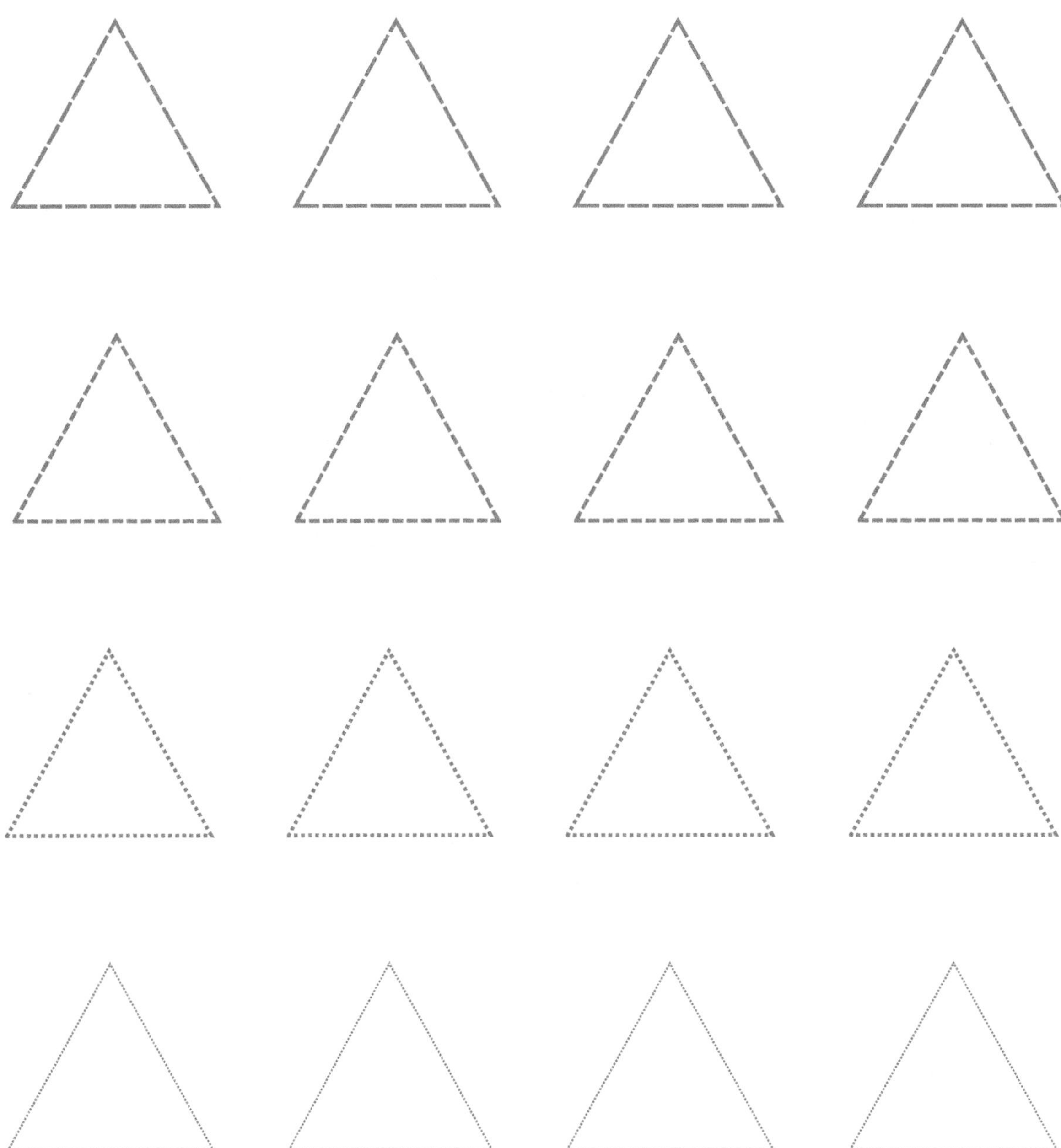

ZEICHNE DIE FORMEN NACH

ZEICHNE DIE FORMEN NACH

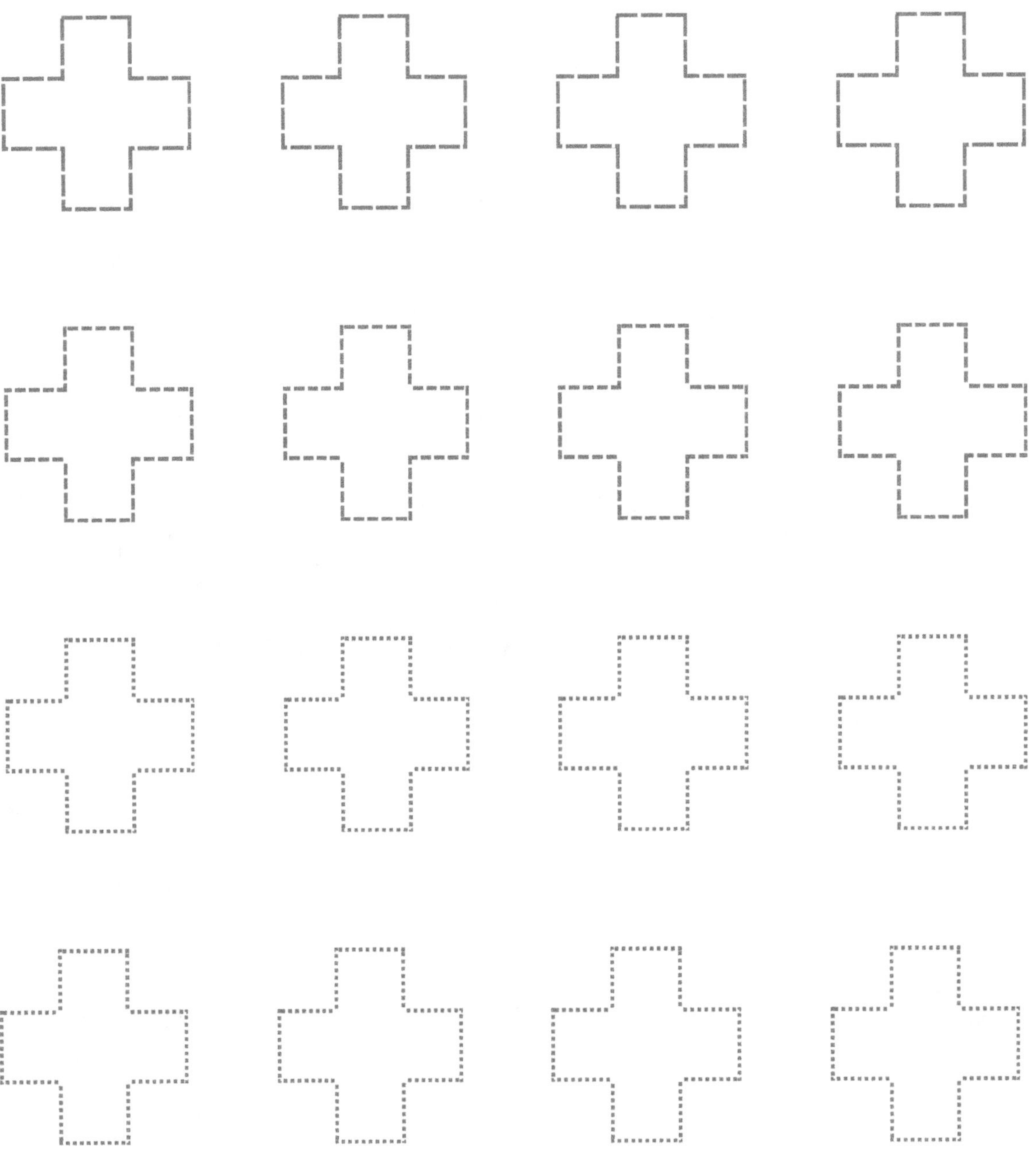

ZEICHNE DIE FORMEN NACH

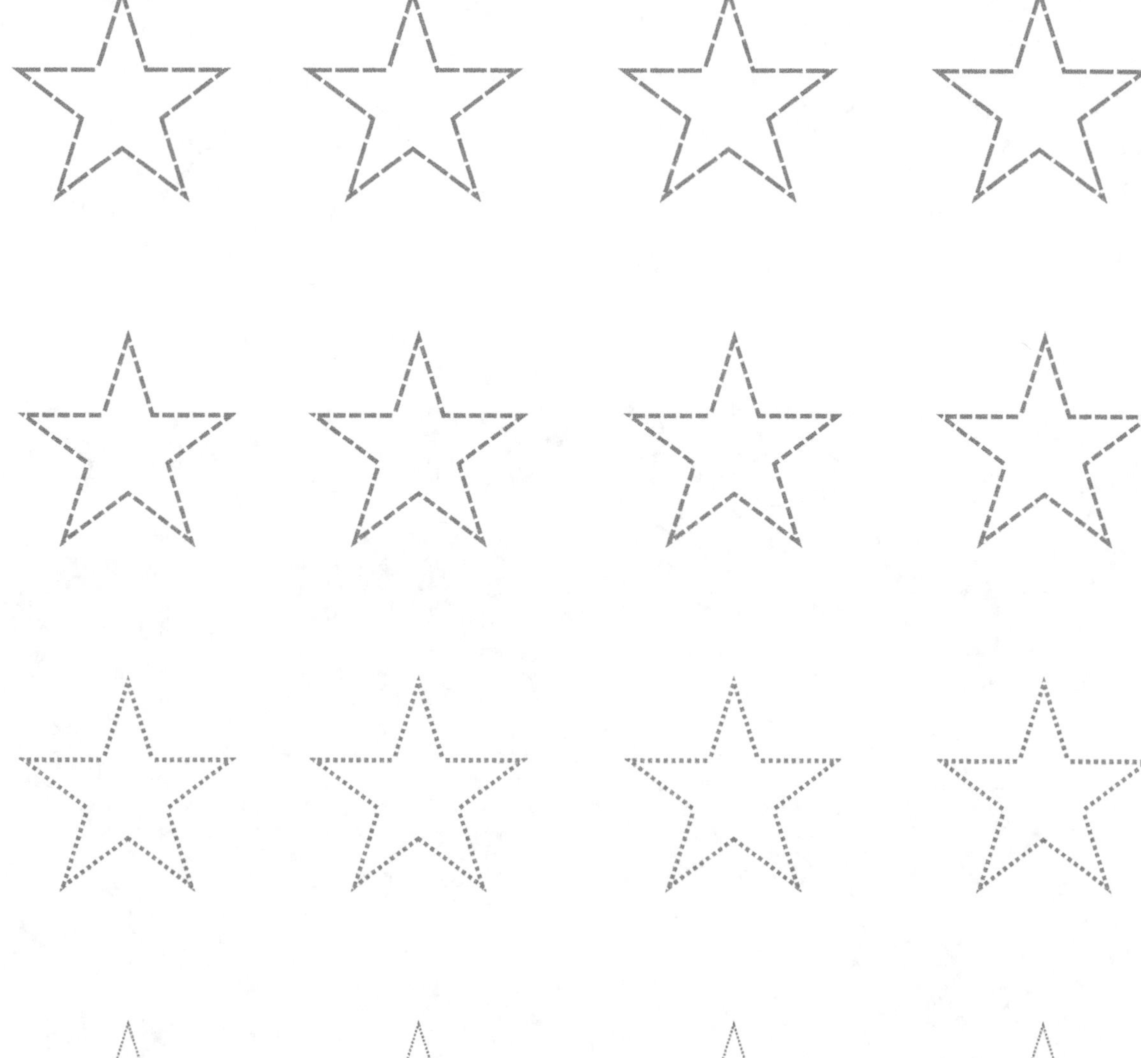

ZEICHNE DIE FORMEN NACH

Name: _______________________   datum: _______________________

ZEICHNE DIE FORMEN NACH

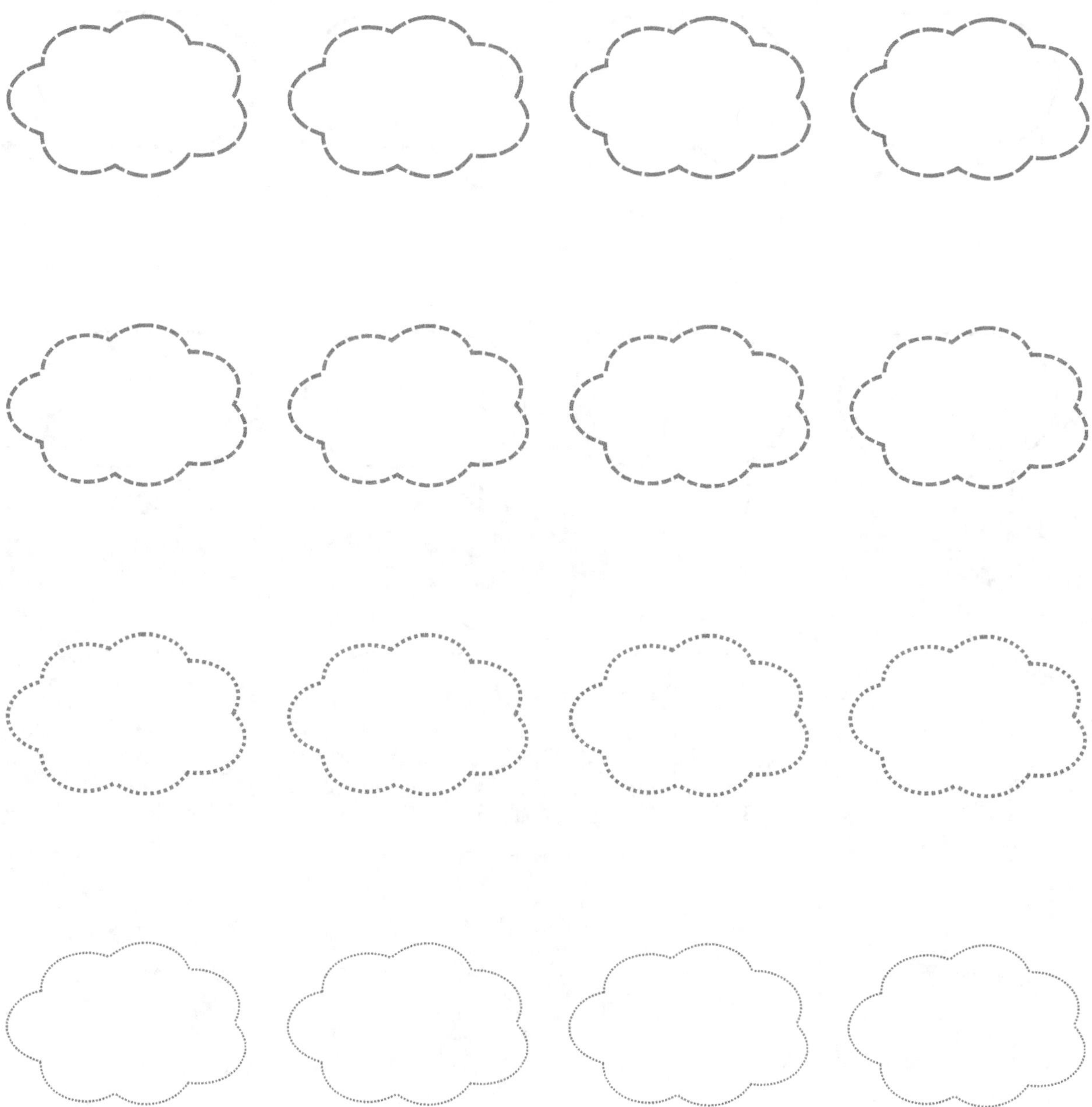

ZEICHNE DIE FORMEN
NACH

ZEICHNE DIE FORMEN NACH

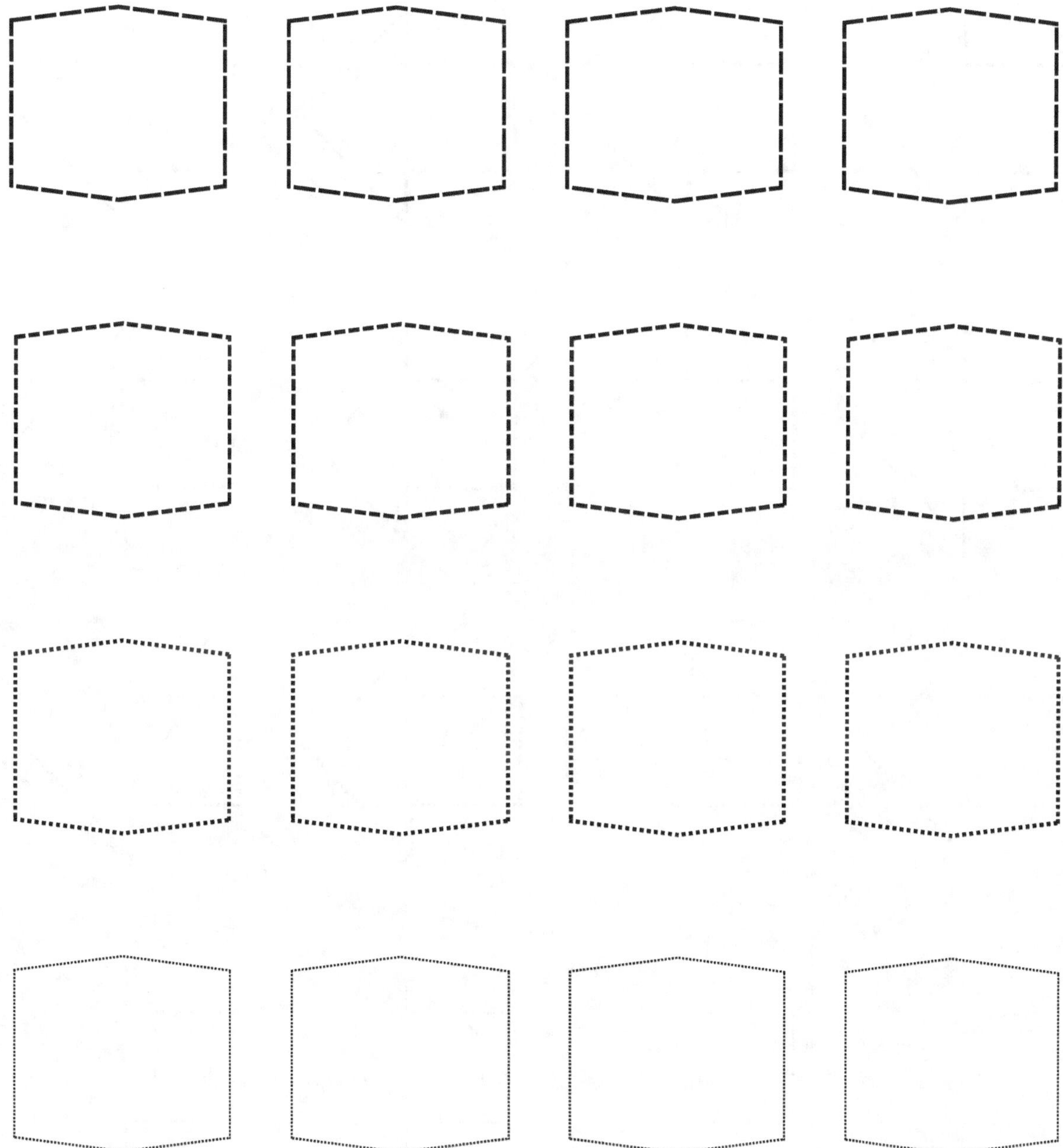

ZEICHNE DIE FORMEN NACH

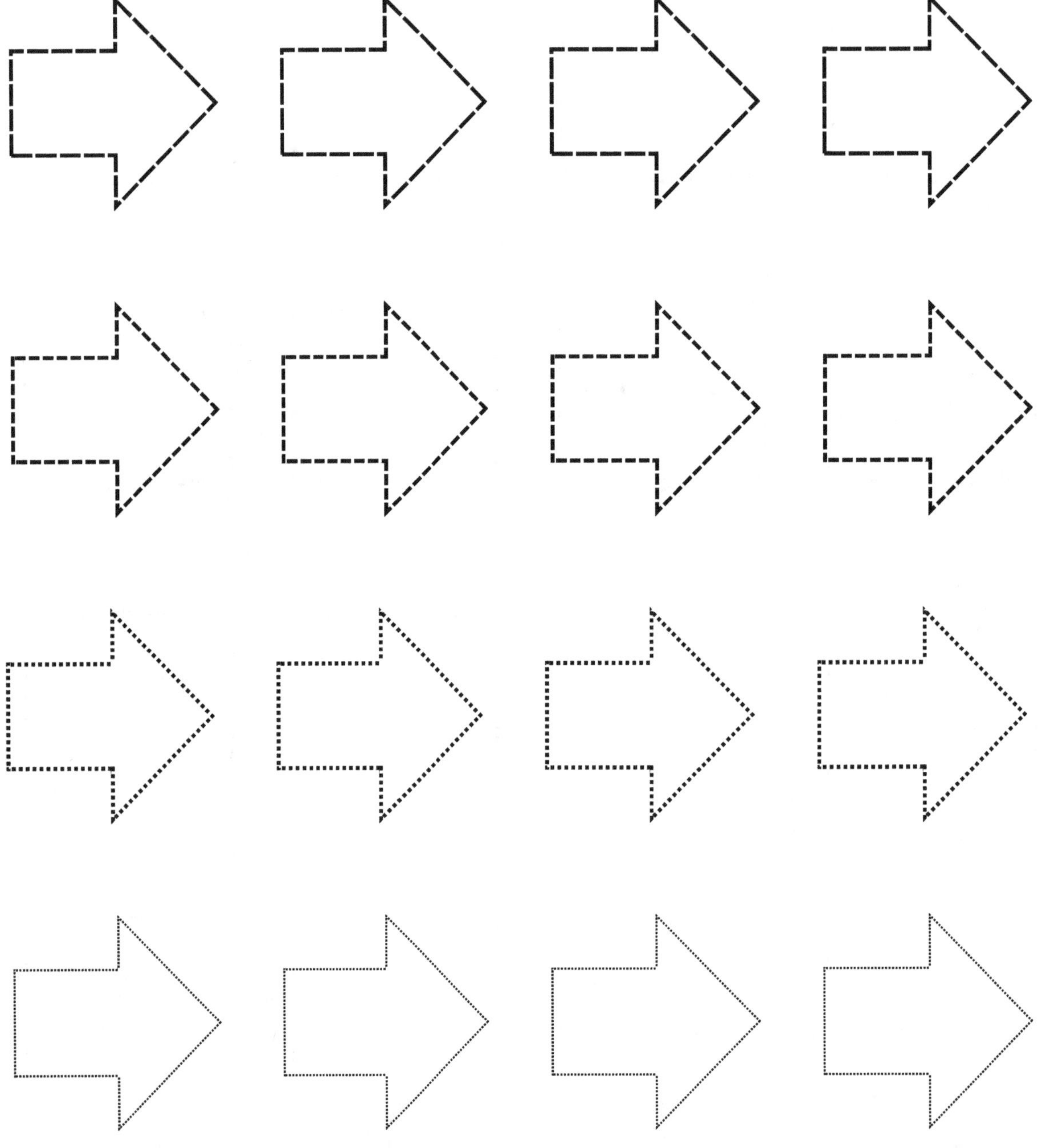

ZEICHNE DIE FORMEN NACH

HERBST
NACHZEICHNEN

ZEICHNE DIE FORMEN
NACH

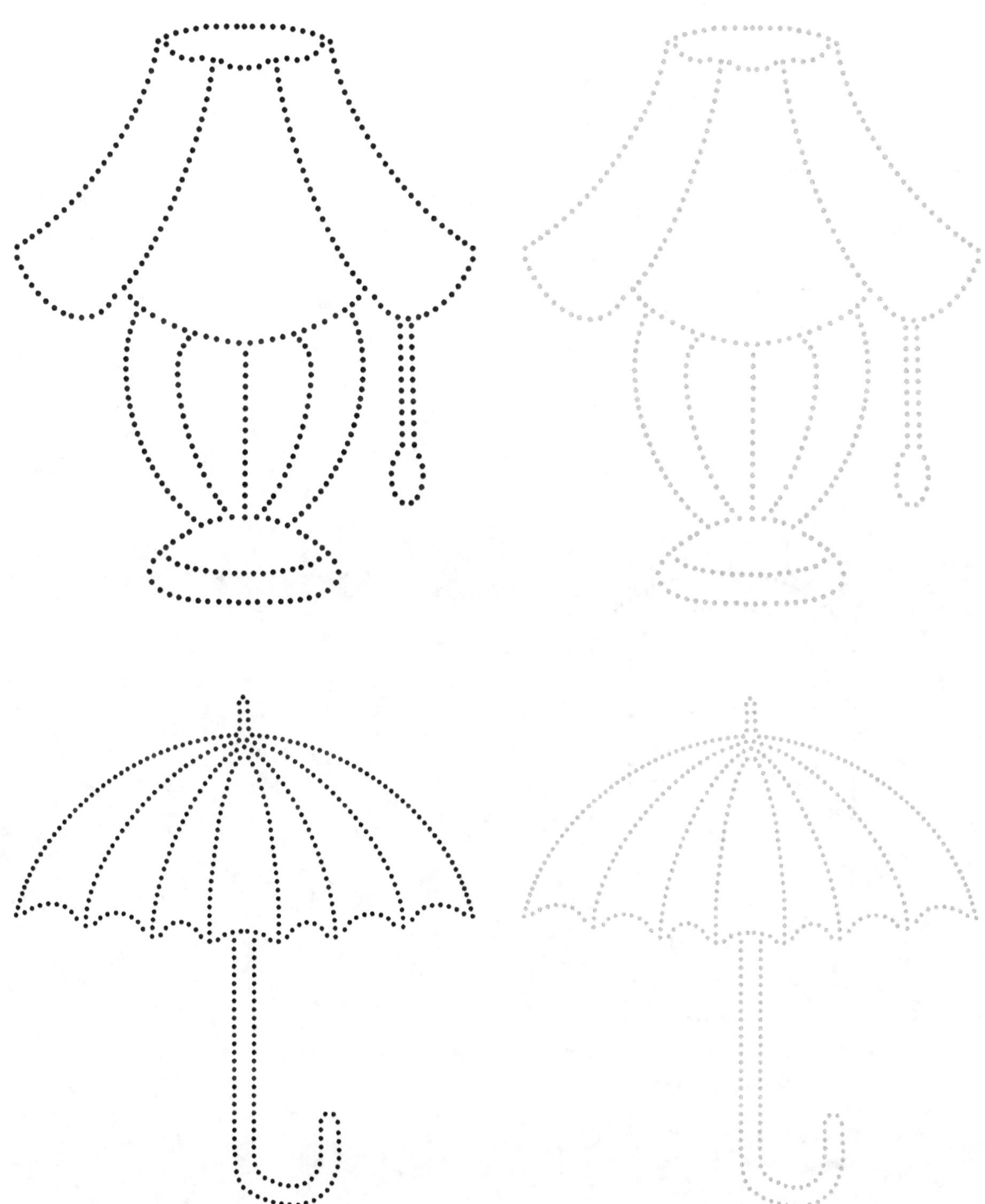

Name: _______________   datum: _______________

ZEICHNE DIE FORMEN
NACH

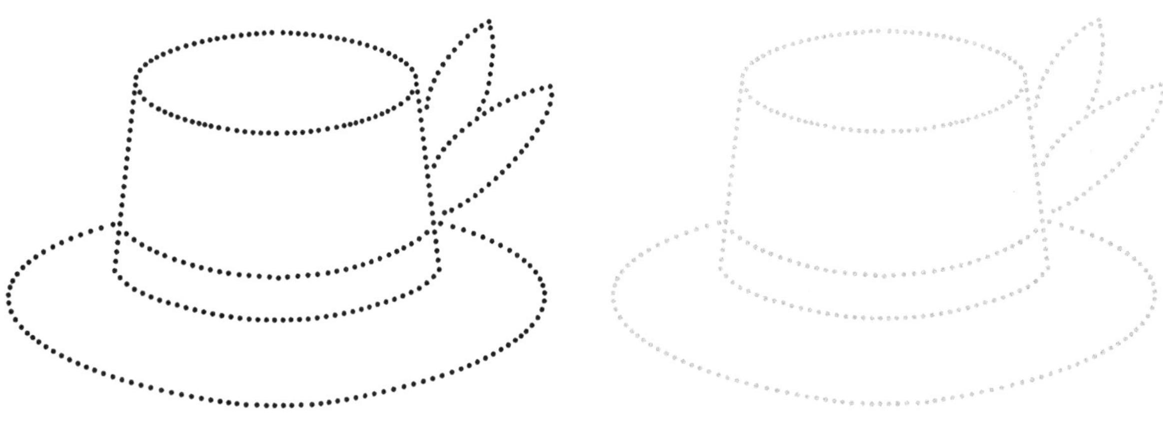

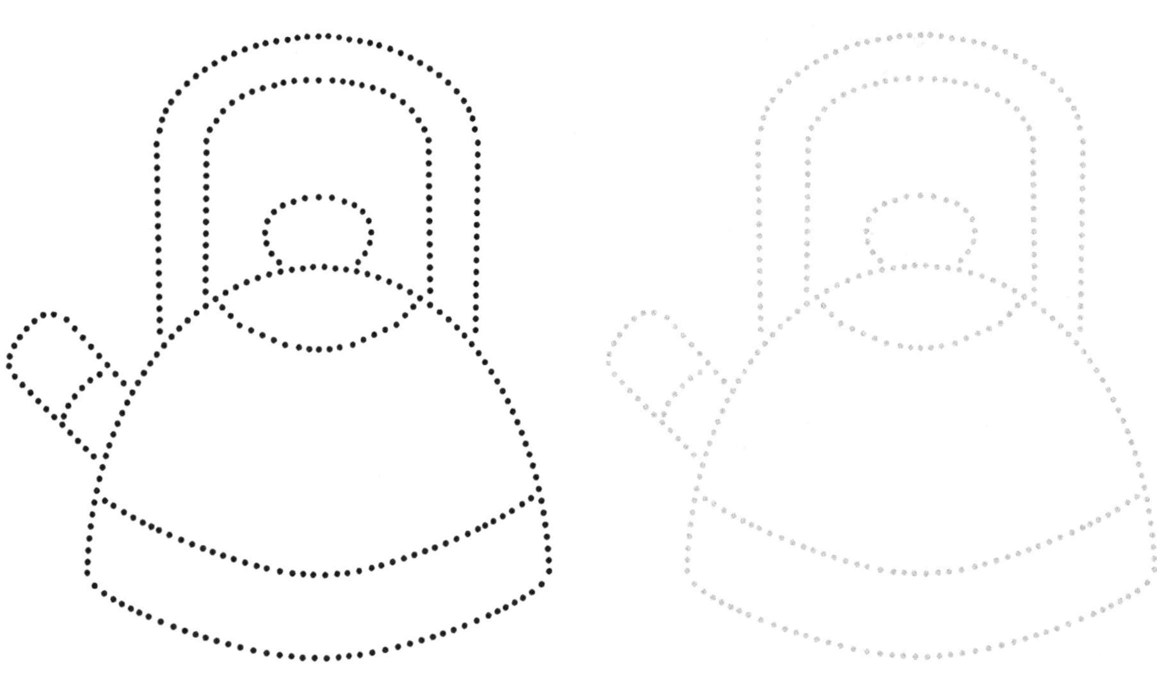

ZEICHNE DIE FORMEN
NACH

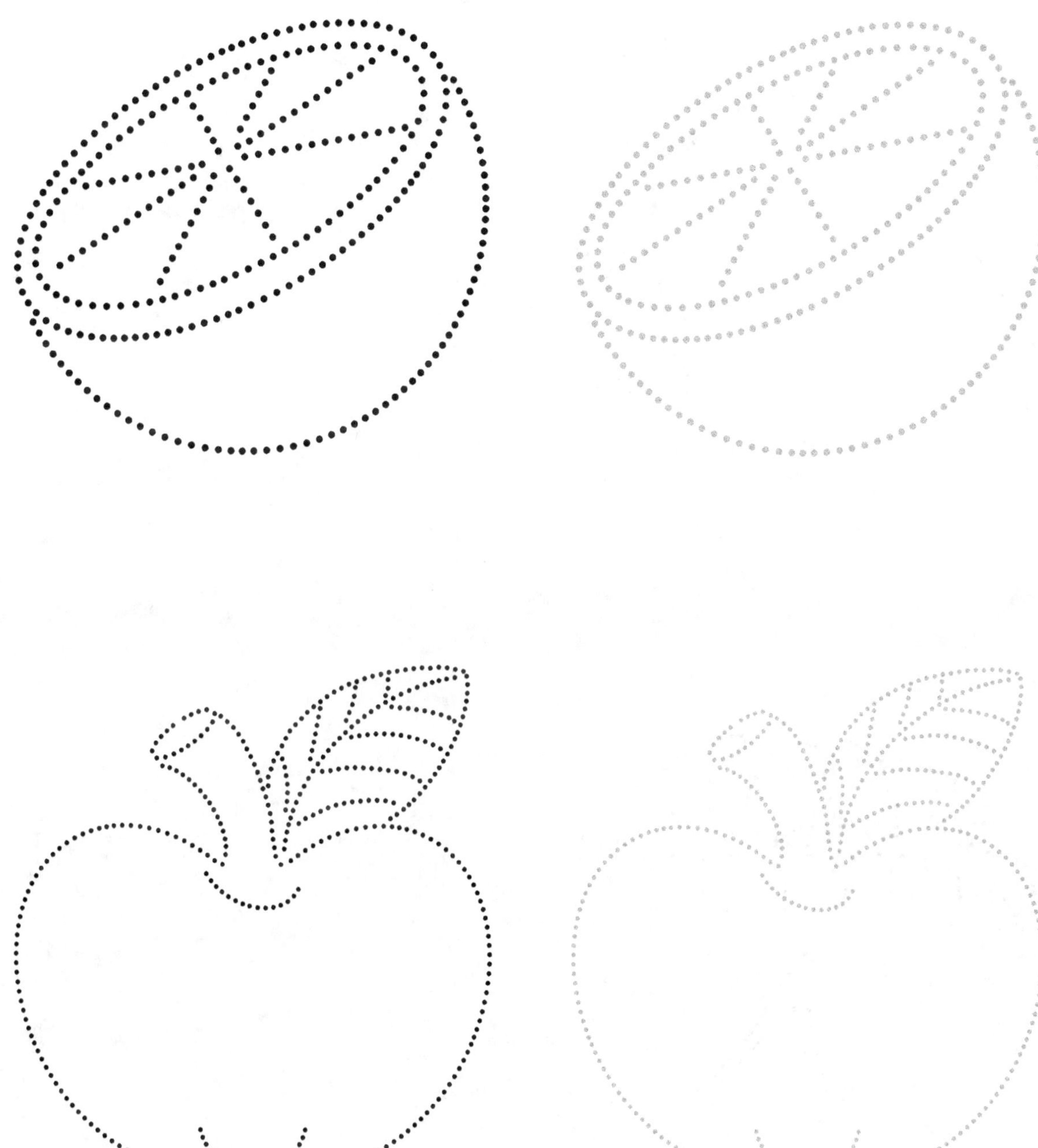

ZEICHNE DIE FORMEN NACH

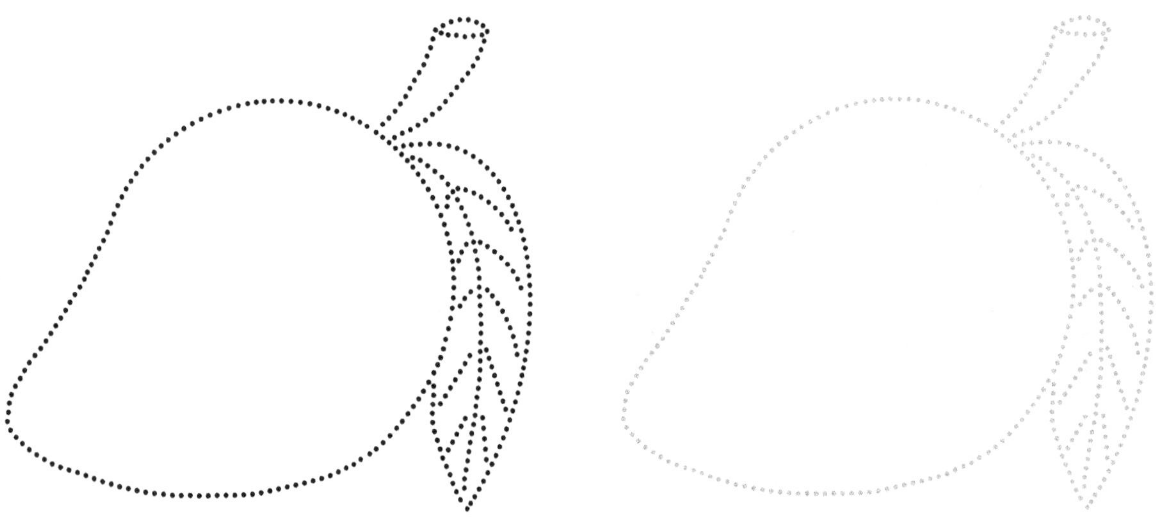

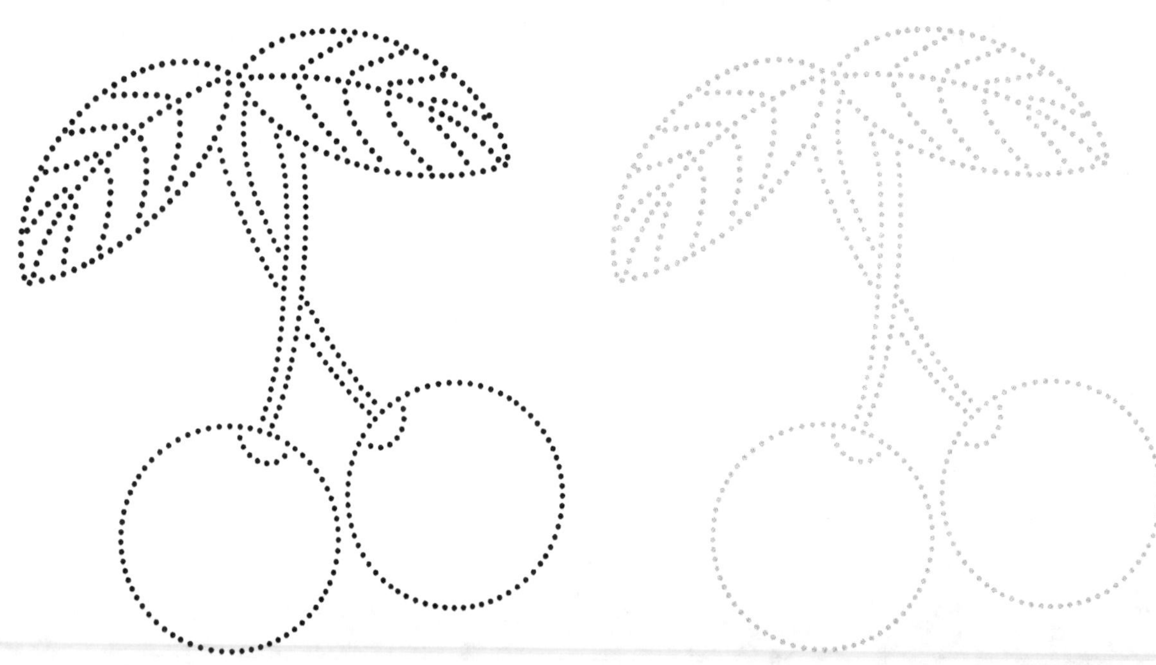

ZEICHNE DIE FORMEN
NACH

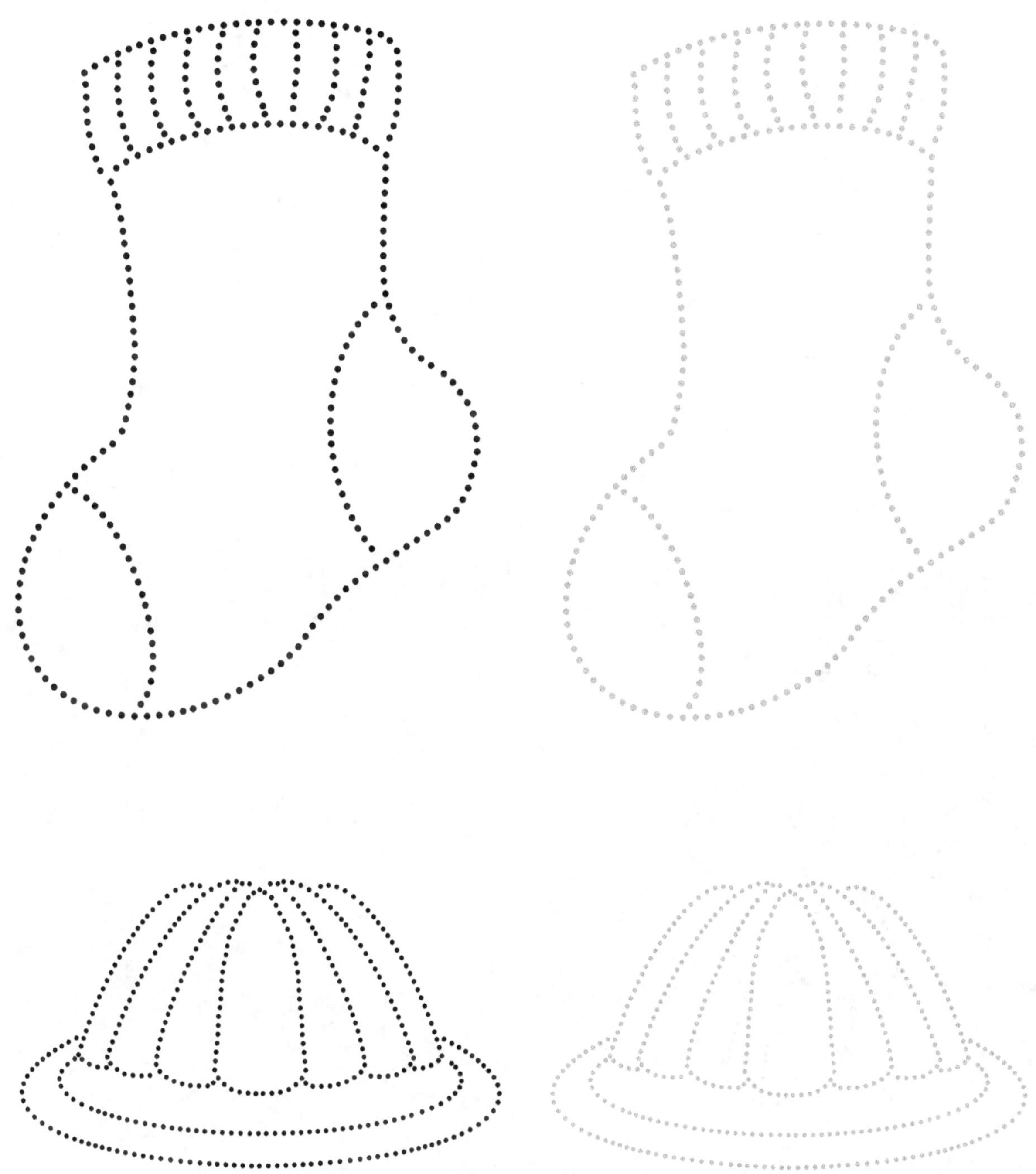

ZEICHNE DIE FORMEN NACH

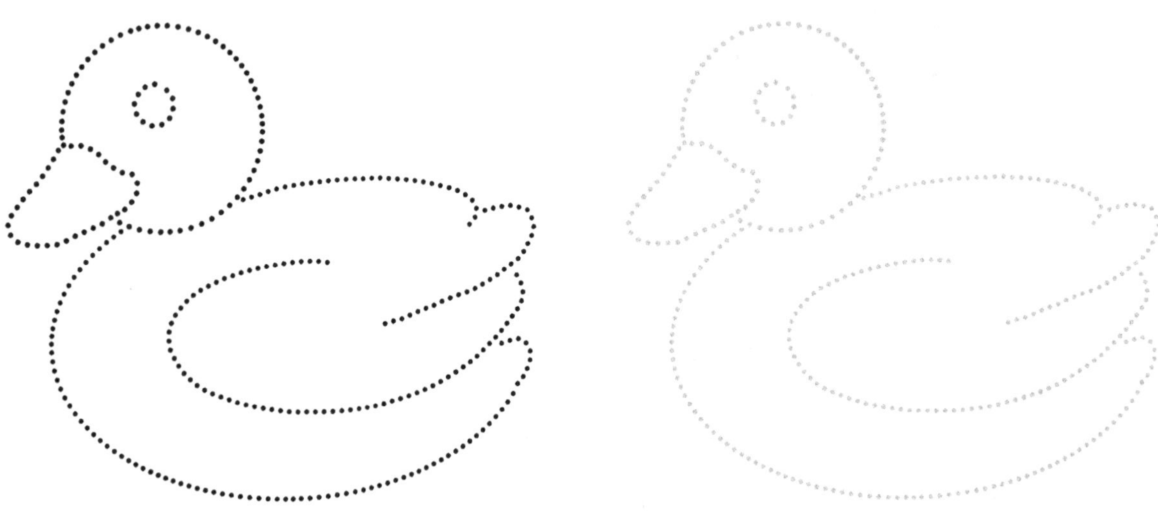

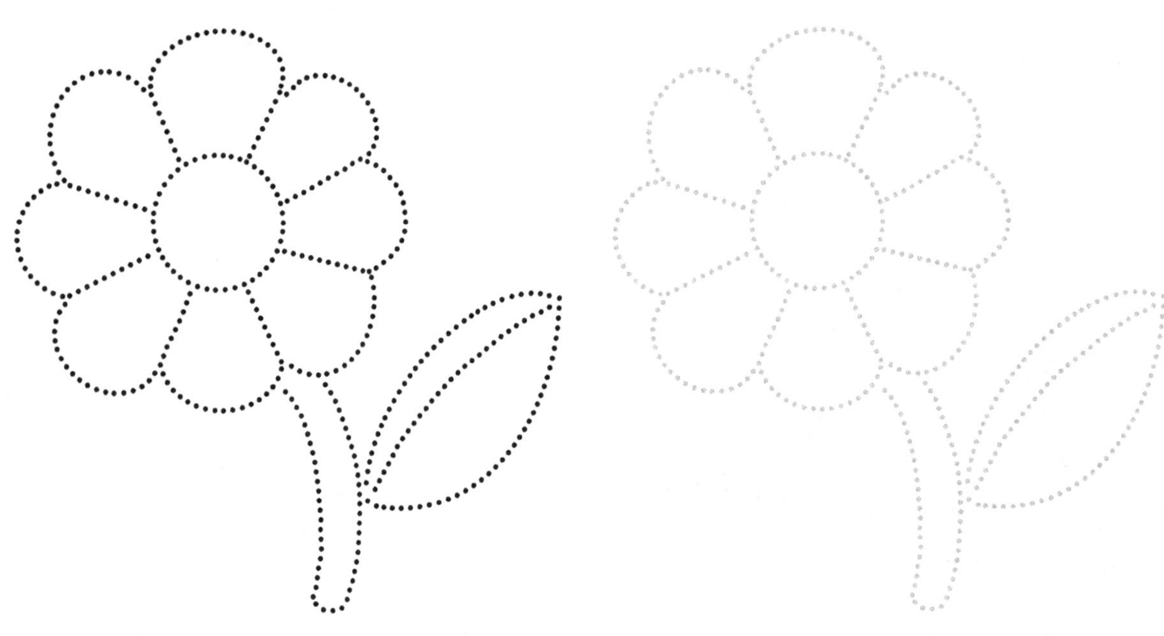

ZEICHNE DIE FORMEN NACH

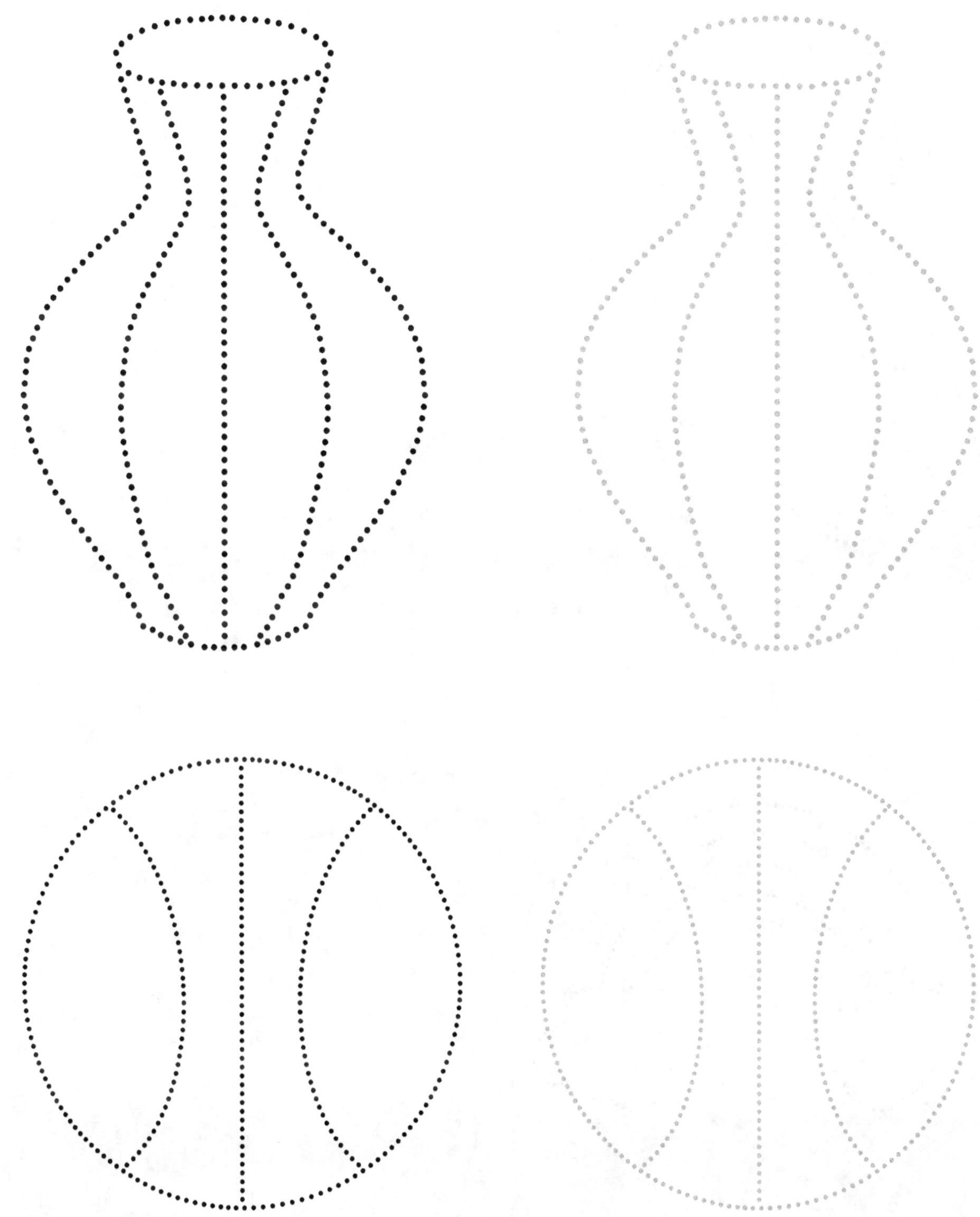

ZEICHNE DIE FORMEN NACH

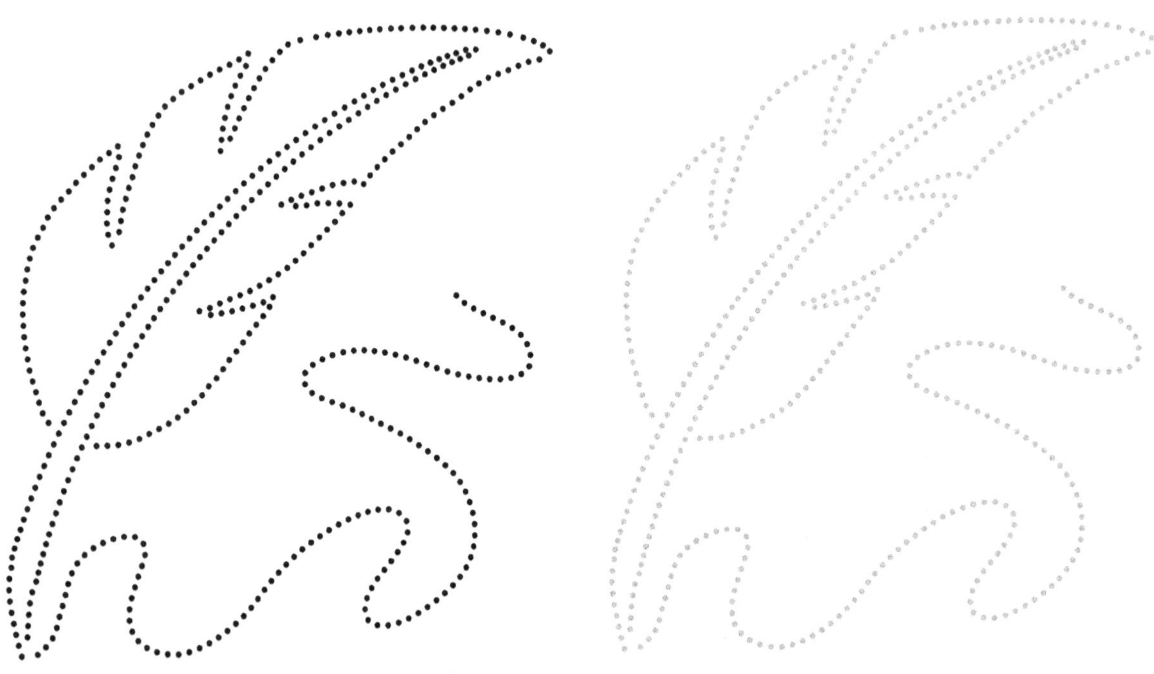

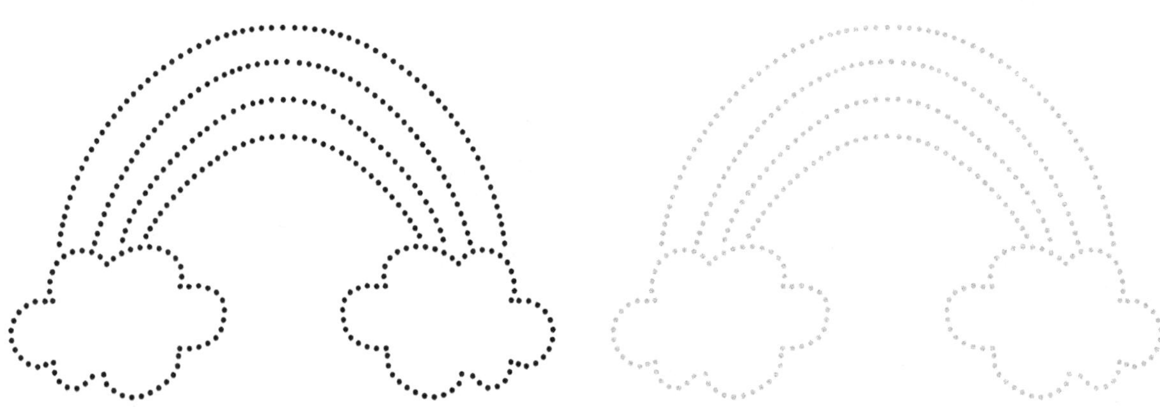

ZEICHNE DIE FORMEN NACH

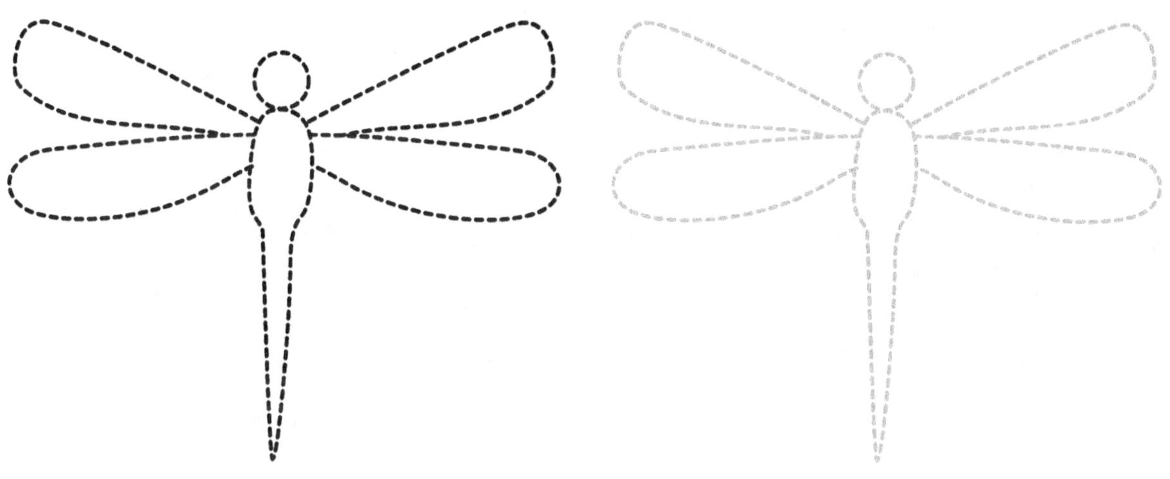

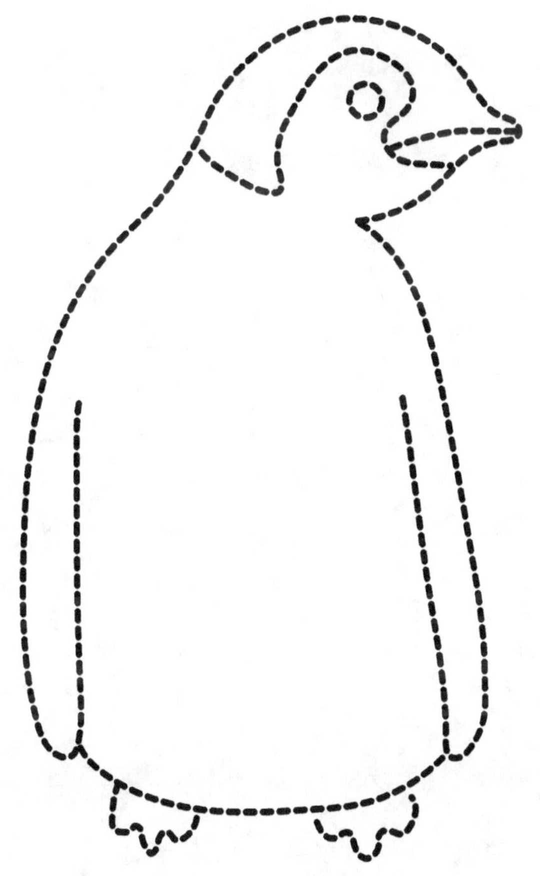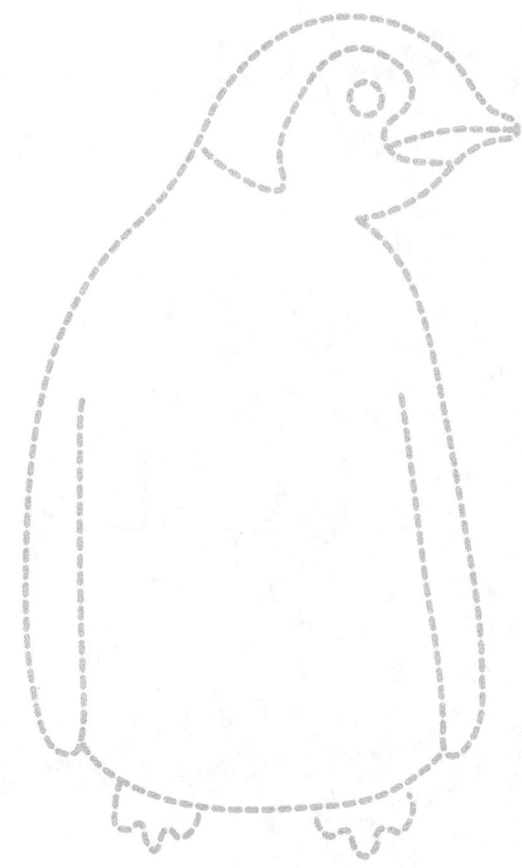

ZEICHNE DIE FORMEN NACH

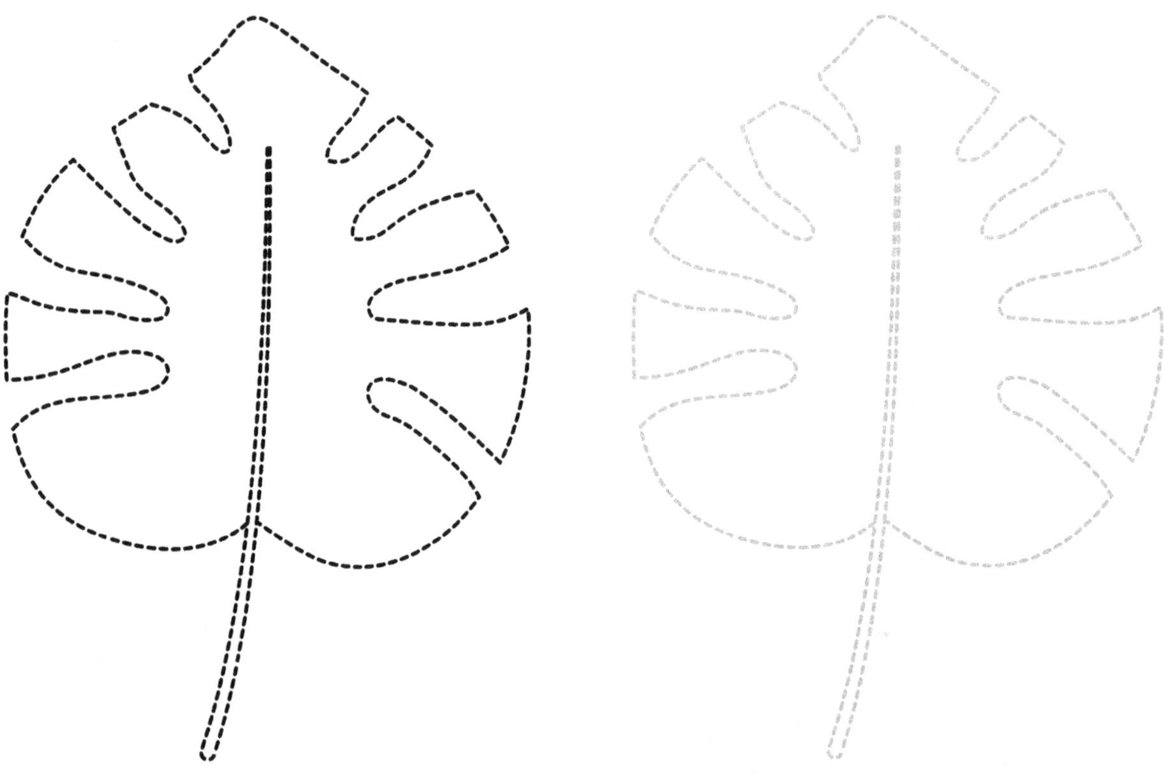

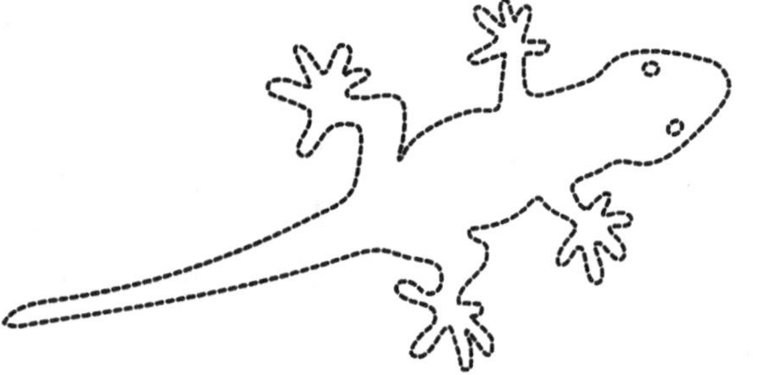

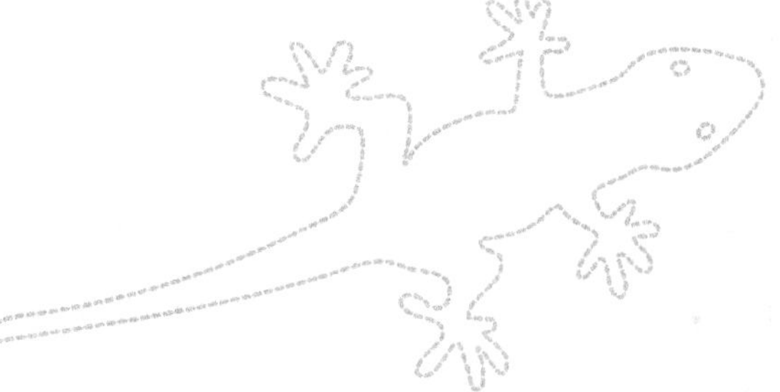